看護過程の教え方

黒田 裕子
看護診断研究会・代表

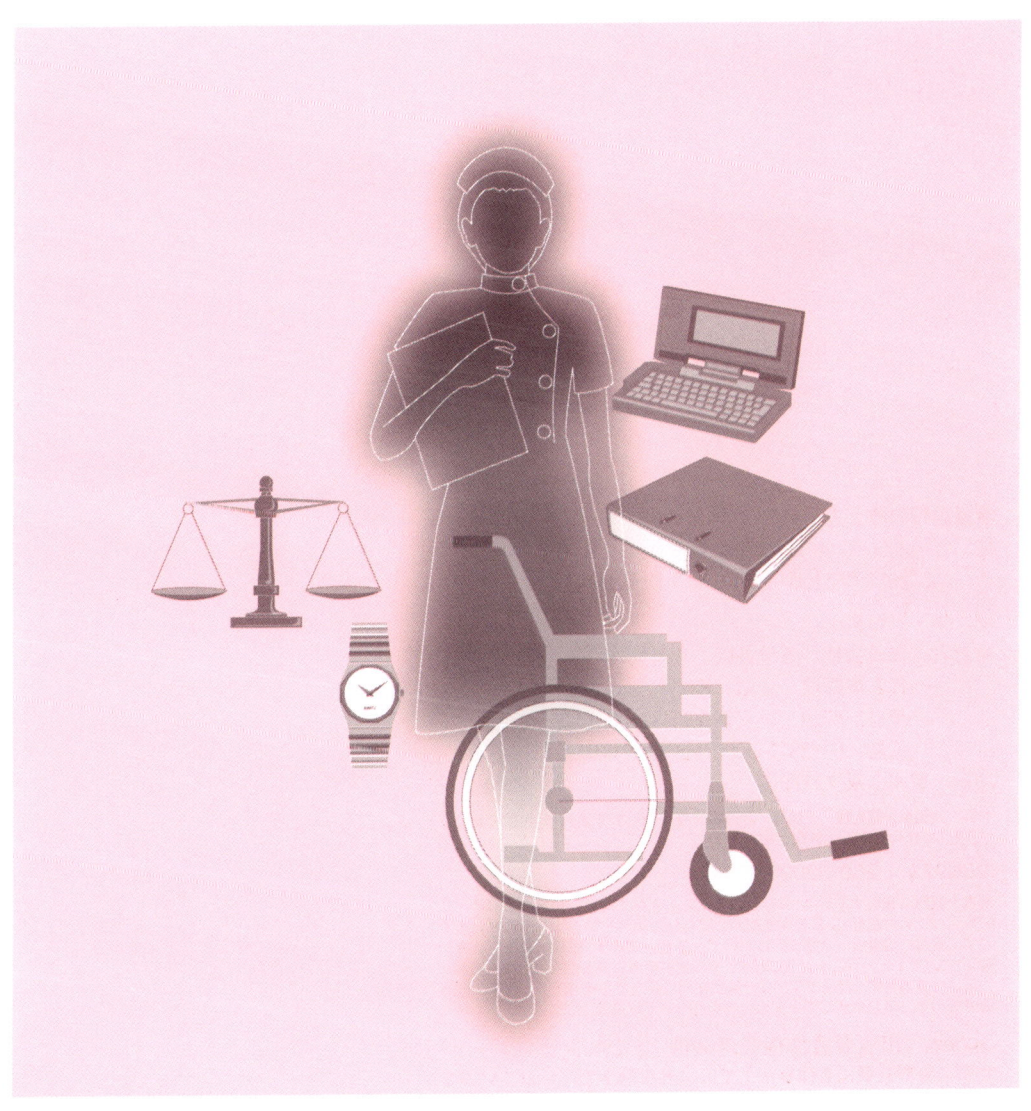

医学書院

看護過程の教え方

発　行	2000年10月15日　第1版第1刷Ⓒ
	2017年11月1日　第1版第8刷

編　集　黒田裕子

発行者　株式会社　医学書院
　　　　代表取締役　金原　優
　　　　〒113-8719　東京都文京区本郷1-28-23
　　　　電話　03-3817-5600(社内案内)

印刷・製本　双文社印刷

本書の複製権・翻訳権・上映権・譲渡権・貸与権・公衆送信権(送信可能化権を含む)は株式会社医学書院が保有します．

ISBN978-4-260-33099-2

本書を無断で複製する行為(複写，スキャン，デジタルデータ化など)は，「私的使用のための複製」など著作権法上の限られた例外を除き禁じられています．大学，病院，診療所，企業などにおいて，業務上使用する目的(診療，研究活動を含む)で上記の行為を行うことは，その使用範囲が内部的であっても，私的使用には該当せず，違法です．また私的使用に該当する場合であっても，代行業者等の第三者に依頼して上記の行為を行うことは違法となります．

[JCOPY] 〈出版者著作権管理機構　委託出版物〉
本書の無断複製は著作権法上での例外を除き禁じられています．複製される場合は，そのつど事前に，出版者著作権管理機構(電話 03-3513-6969，FAX 03-3513-6979，info@jcopy.or.jp)の許諾を得てください．

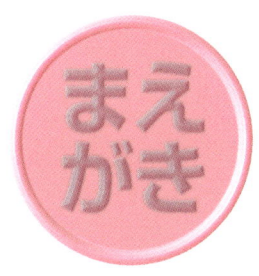

　この本は看護基礎教育に携わる看護教員を対象として,「看護過程をどう教えるか」というテーマに向けて書いたものである.このところ看護実践の現場では看護診断やクリティカル・パスなどへの取り組みが盛んになってきている.しかし,看護基礎教育では学生の思考過程を育成することに主眼を置いた看護過程を着実に教育する必要があると著者は考えている.学生の思考過程を育てずして,効果的な実践に結びつくケアを行えるナースが育っていくとは思えない.いくら理論を学習しようと,いくら看護技術を学習しようと,それをいざ行うナースの思考が重要だと考えるのである.看護過程はそういう意味で看護基礎教育の中で非常に重要な科目である.

　著者は看護基礎教育に従事して以来今日まで,看護過程という科目を担当してきた.最初はどうやって授業を組み立てようかと悩み,失敗もし,試行錯誤を繰り返しながら教えてきた.「これでいい」という感じを今つかんでいるわけでは決してないが,ようやくなんとか軌道に乗ってきたのではないかと思う.本書を通して看護過程の教え方について著者が考えていることを伝え,読者に多様な批評をいただき,「看護過程をどう教えるか」について共に考える場となれば幸いである.

　なお,本書を書くきっかけとなったのは医学書院主催の「看護教育セミナー」の講師という機会を幸いにも頂いたことにあった.この場を借りて,深謝申し上げたい.

2000年9月

黒田　裕子

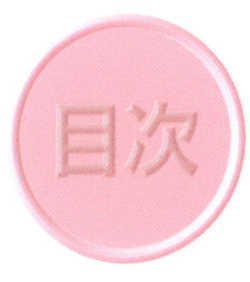

まえがき	1
第Ⅰ章　看護過程の意味と位置づけ	**1**
1　看護過程とは	1
2　看護基礎教育における看護過程の位置づけ	5
3　看護過程と看護理論の関係	7
1）看護過程と看護理論の関係	8
2）看護過程と看護診断の関係	12
＜本章のまとめ＞	13
第Ⅱ章　看護過程；講義と演習の実際	**15**
1　看護過程を看護基礎教育の学生に教える場合のポイント	15
2　看護過程という科目をどう組み立てるか	16
3　看護過程に入る前の導入	18
1）演習の目的	19
2）演習の実際	19
3）学生の反応	20
4）グループワークを取り入れる	22
5）演習の結果事例	23
4　看護過程の土台	27
1）教える側の看護についてのフィロソフィーが問われる	27
2）看護過程と看護の本質の関係	27
3）看護過程を学ぶうえで重要な「健康概念」の理解	30
(1) 健康という概念のルーツ	30
(2) 健康という概念の意味合いは歴史的にどのような変遷を遂げてきたのか	31
(3) 健康概念の分析としていくつかの異なった視点からの内容を提	

目次

　　　　　示する …………………………………………………………………… **31**
　　　（4）看護理論家は看護的な視点で健康概念をどのように位置づけて
　　　　　いるのか …………………………………………………………… **32**
　5　**事例を使用した看護過程** ……………………………………………… **34**
　　1）教材としての事例 ………………………………………………………… **34**
　　2）学生への意識づけ ………………………………………………………… **36**
　　3）演習指導の実際 …………………………………………………………… **37**
　　　（1）第1段階：情報収集（2/11コマ使用する：残り9コマ）………… **37**
　　　（2）第2段階；アセスメント（3/11コマ使用，残り6コマ）………… **40**
　　　　①アセスメントの意味理解を促す演習 ………………………………… **40**
　　　　②アセスメントの枠組み ………………………………………………… **46**
　　　　③クラス全体でアセスメントに取り組む……………………………… **53**
　　　　④第3段階；全体像の描写に行く前に ………………………………… **57**
　　　（3）第3段階：全体像の描写（2/11コマ使用，残り4コマ）………… **58**
　　　（4）第4段階；ケアプランの立案（3/11コマ使用，残り1コマ）…… **59**

第Ⅲ章；看護過程；実習指導の実際 ………………………………………… **61**
　1　**本章で取り上げる臨地実習の位置づけ** …………………………… **61**
　　1）実習の位置づけと学生のレディネス …………………………………… **61**
　　2）実習の目的及び目標 ……………………………………………………… **65**
　　3）実習内容の概要 …………………………………………………………… **68**
　　　（1）実習第1日目の学生全体に対するオリエンテーション ………… **69**
　　　（2）実習の学校側と臨床側の指導体制について ……………………… **70**
　　　（3）学内で行う病棟別オリエンテーション …………………………… **71**
　　　　①実習開始前の段階における担当教員と当該病棟との打ち合わせ会に
　　　　　ついて …………………………………………………………………… **71**
　　　　　　a．**実習開始時間と終了時間** ……………………………………… **72**
　　　　　　b．**実習開始時の学生の行動計画の発表時間と方法** …………… **72**
　　　　　　c．**報告について** …………………………………………………… **72**
　　　　　　d．**記録について** …………………………………………………… **72**
　　　　　　e．**カンファレンス** ………………………………………………… **73**
　　　　　　f．**学生の全体像及びケアプラン発表の日時調整** ……………… **73**
　　　　　　g．**実習終了後に開かれるケース発表の日時調整** ……………… **73**

目次

   h．受け持ち患者の選定とインフォームドコンセントについて………… 73
   ②学生に行う病棟別のオリエンテーション；その実際 ………… 74
  （4）病棟において行われる臨床指導者による病棟オリエンテーション …… 83
2　臨地実習で看護過程をどう教えるか ………………………………… 84
 1）実習は看護過程教授の基本 ……………………………………… 84
 2）具体的な指導の実際 ……………………………………………… 85
  （1）受け持ち患者との初めての出会いの場面 ………………… 85
  （2）患者とのやりとりの事実状況を立体的に記述すること ………… 86
   ①経過記録用紙に実際に書かれたA学生事例 ………………… 87
  （3）情報収集の仕方へのアドバイス ……………………………… 90
  （4）わたしたちは情報収集屋ではないというアドバイス ………… 92
  （5）学生のアセスメントへの指導 ………………………………… 92
  （6）刻々と変化する患者と学生のあいだを取り持つ指導 ………… 93
  （7）アセスメントができたら，全体像へと方向づける指導 ………… 99
  （8）全体像が描けたら，ケアプランの立案へと方向づける指導 …… 102
   ①長期目標と短期目標に対する指導 ……………………………… 102
   ②健康問題に対する反応に対する指導 …………………………… 105
   ③期待される結果と看護介入計画に対する指導 ………………… 107
  （9）ケアプラン立案を終えたら，それに基づいて受け持ち患者にケ
   アを実施し，評価するよう方向づけをする ………………… 108
 3）臨地実習では看護過程の指導だけではない ……………………… 116
巻末資料 …………………………………………………………………… 119
索引 ………………………………………………………………………… 124

第Ⅰ章 看護過程の意味と位置づけ

1　看護過程とは

　看護過程という言葉は，Nursing Process の訳語である．米国から輸入された外来語であったが，今では定着している．看護のプロセスということを意味する言葉である．プロセスという言葉は，「①仕事を進める方向．手順．②過程．経過．」とある[1]．看護のプロセスとは，看護を進めていくうえでの手順や経過という意味ととれる．しかしながら，看護界では伝統的にこの方法あるいは手順が「看護過程」という言葉で意味するものとして存在しており，暗黙の了解で定められている．一般には，1）情報収集・アセスメントに始まって，2）問題の抽出あるいは診断，3）計画立案，4）実施，そして，5）評価という5段階が定着している[2]．

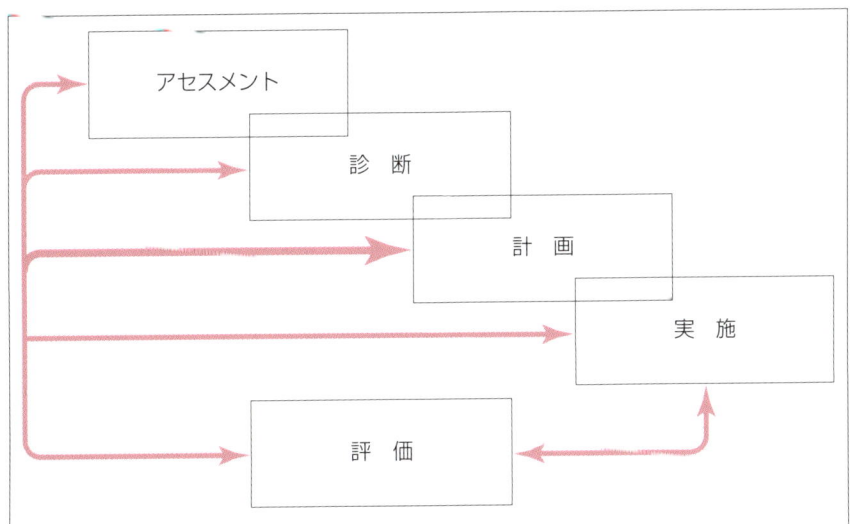

看護過程の1つ1つの段階は，それまでの段階の正確さに影響される．各段階とも重複しているのは，ほかの段階はさておいても，ある問題に即応しなければならないことがあるからである．評価とは，それまでのすべての段階について検討を加えることであるが，特に目標達成度に重点をおいている．アセスメントと評価の間，評価と実施の間の矢印が両方向に向かっているのは，アセスメントと評価は別々の段階であると同時に継続していくプロセスでもあるからである．

図1　看護過程の各段階の相互関係[2]

第1章　看護過程の意味と位置づけ

> **表1　アルファロが説明している各段階についての説明の概要**[2]
>
> **1　アセスメント**
> この段階では情報を収集し検討する．
> アセスメントの目的は，患者の健康状態を特定し，患者の強みや健康問題を説明するのに必要な事実情報を入手することにある．
>
> **2　診断**
> 必要な事実情報がすべてそろったら，次にデータを分析して，患者の強みと，実際に起こっている問題や起こる危険性のある問題を特定する．
> また，ナースが独自に介入を行うことで解決できる問題と，医師またはその他の医療の専門家の処方にしたがって介入しなければならない問題とに分ける．
>
> **3　計画**
> 患者の強みと問題を特定できれば，患者と重要他者と協力して，その問題を緩和あるいは除去する行動，または健康を増進するための行動計画を立てる準備ができたことになる．計画段階では，優先順位の決定，目標の設定，看護介入の選定，そして看護計画の記録を行う．
>
> **4　実施**
> 計画を実行に移す段階である．
> 計画の実行にあたっては，患者の現在の状態のアセスメント，看護介入と看護行為の実施，患者のアセスメントの続行，記録と報告を行う
>
> **5　評価**
> 計画の進行状況や変更の必要性について患者と話し合って決める必要がある．その検討を行うときには，新たな問題が起きていないか，計画段階で設定した目標を達成できたか，目標を一部しか達成できなかったか，または全く達成できなかったかなどをチェックする．

注1）
アルファロは，人間的なものということの意味を，「消費者（患者）とその家族の個別の関心や望みを重視してケアが計画され実施されるという点にある（引用；p4）」と説明している．

アルファロは（1994年），看護過程を「目標に向かって，人間的[注1]なケアを効果的かつ効率的よく行う組織的・系統的な方法である」と述べている[3]．アルファロは，きわめて端的な定義をしているが，系統的で組織的な方法として看護過程を位置づけていることがわかると同時に，人間的なケアをするためになくてはならないものだとしている点，またいっぽうでケアの効率性を考慮に入れていることより，保健医療を取り巻く経済状況の変化をも見渡したマクロな視点も忘れていない点がわかる．

また，アルファロは5段階の関係についても述べているが，それによると「看護過程は互いに関連のある5つの段階がつながったもので，一定の枠組みと仕組みがある[4]」として，これら5段階の密接な関連について解説し，これら1つ1つの段階についても解説している．アルファロが各段階で行う活動について説明している部分を**表1**に整理してまとめた[5]．

いっぽう，Christensenらは（1990年），看護過程とは，「看護実践が系統的な方法で成し遂げられる時の，意図的な活動である．ナースはクライエントの健康状態を査定するために，臨床判断や診断をするために，計画や実施，適切な看護

1 看護過程とは

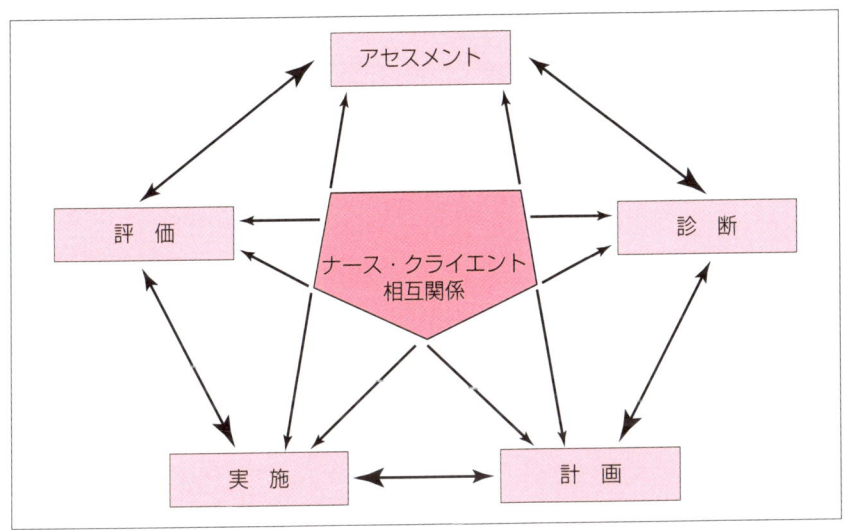

図2 看護過程：フィードバックシステム（クリスティンセンによって開発された）

行為を評価するために，看護過程を通して包括的な知識の基礎を使用するのである」としている[6]．つまり，Christensenらは看護過程が意図的な活動である点と知識を用いて系統的な一連の行為を行う点を重視していることがわかる．Christensenらの解説する看護過程の図を示したが[7]，中央の部分にナース－クライエント相互関係が置かれている点が特徴であるとともに，フィードバックシステムであることも強調していることがわかる．**表2**に，Christensenらが述べている看護過程における構成要素の定義，活動を参考までに示した[8]．

さて，わが国においても現在看護過程は，アルファロの解説する5段階が定着しているようだ．第2段階の部分は最近では看護診断名が使用されてきているだろうし，第3段階についても看護介入分類や看護アウトカム分類が導入され始めようとしてきている．

本書では看護過程を**図3**に示したように，6段階から成り立つものとして以後の解説をしていく．アルファロとの相違は，全体像の描写という段階を入れた点である．しかしながら，アルファロも著書の中で，アセスメントと診断のあいだに，分析と統合という考え方を含めており，考え方は一致している．著者は統合という部分を強調するために，あえて全体像の描写を1つの段階として設けた．

ところで，看護過程は段階や構成要素のみを指すわけではない．問題解決を目指すうえで何らかの系統性を考慮に入れるためにこれら段階が設けられていると考える．しかしながら実際に有効な援助を系統的に実施していこうとすれば，こ

第1章 看護過程の意味と位置づけ

表2 看護過程の構成要素，その定義と活動[7]

構成要素	定義	活動
アセスメント	クライエントの強さや健康状態を決定するためにデータ収集を行う進行中のプロセス	データを集める ・面接 ・歴史 ・検査 ・記録のレビュー
診断	パターンを識別したり，正常あるいはモデルと比較するために，データを分析し，統合する． 看護介入にとって適切なクライエントの健康状態や関連事項の明確で正確な陳述	データの分析と統合 ・ギャップを明確にする ・カテゴライズする ・パターンを認識する ・正常やモデルと比較する 診断的な陳述の開発をする ・現に存在している事 ・潜在している事 ・原因
計画	健康を回復，維持，増進することに関連した事柄を解決していく際にクライエントをどのように査定するのかを決定する	属性を見極める 目的・目標の設定をする 方略を選択する 看護指示を記述する
実施	クライエントとナースによって行われるべくケアプランを遂行する	介入を達成する 協力し合う アセスメントについては続けて行う プランの実施と修正 反応を記録する
評価	立案された目的・目標とクライエントの反応を比較する，系統的で継続的なプロセス	目的・目標と反応を比較する 前進した部分を決定する ケアプランを修正する

れらの段階を経ていく中で，その途上でいかに深く考えるのかが重要である．一人一人の対象にふさわしい看護ケアを考えようとするならば，即座にパッと直観的に思いつくようなことだけでケアを考えられるものではないことを暗に示している．もっと言えば，対象の個別性を考慮しながら肯定的な結果を予測したうえで科学的な方向で看護ケアを行おうとするための思考のツール，つまり考える道具ということになる．

　さて，本書は「看護過程をどう教えるか」というテーマに向かってすすめていこうと思う．しかし，教える側が看護過程は段階を指すものである，というような表面的な理解をしていては「教える」ところまではとうてい行けない．看護過

2 看護基礎教育における看護過程の位置づけ

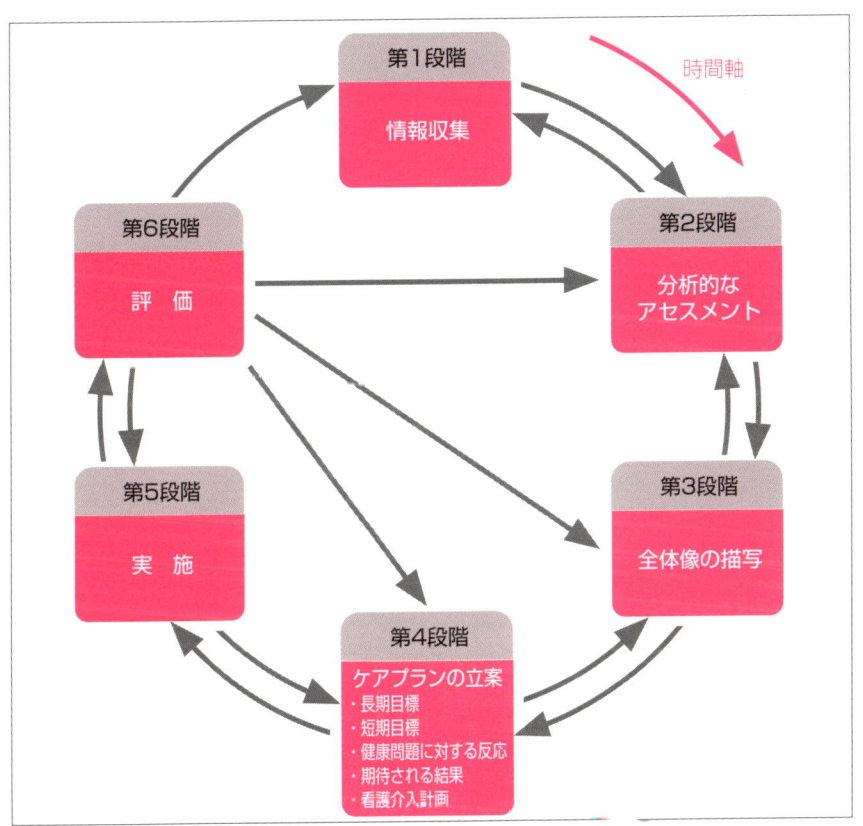

図3 本書における看護過程の6段階

程とは何か，ということを看護過程の目的や看護の本質との関連で教員自身が十分に理解したうえで，「どう教えるか」ということに入っていきたいものである．

さて，本論に入っていく前に，看護過程という言葉の一般的な意味と段階，そして本書で以後用いていく段階について述べてきた．それでは「看護過程をどう教えるか」というテーマに入っていこうと思う．まず，看護過程は看護基礎教育の中で現在どのような位置づけになっているかを見ておこうと思う．

2 看護基礎教育における看護過程の位置づけ

一般に看護過程は看護専門必修科目であり，看護基礎教育においてはおそらく看護方法学の1つとして位置づけられていることが多いのではないだろうか．すなわち，対象となる人間への実践方法の1つという位置づけである．また，看護方法としてほかには援助的人間関係論，看護技術論，教育方法としての患者教育

第1章 看護過程の意味と位置づけ

```
学科目の構成
 1）教養基本科目
 2）関連基礎科目
 3）基礎ゼミ
 4）専門基礎科目
 5）専攻専門科目………（ 1 ）看護論
                （ 2 ）看護方法学………  看護方法学Ⅰ
                                 （援助的人間関係）
                （ 3 ）看護援助学          看護方法学Ⅱ（フィジカル・
                （ 4 ）精神保健看護学        アセスメント）
                （ 5 ）発達看護学Ⅰ,Ⅱ,Ⅲ    看護方法学Ⅲ
                （ 6 ）地域看護学          （基礎看護技術）
                （ 7 ）特論             看護方法学Ⅳ
                （ 8 ）管理             （治療と看護）
                （ 9 ）教育             看護方法学Ⅴ
                （10）国際              （教育方法）
                （11）研究             看護方法学Ⅵ
                （12）助産学             （看護過程）
```

図4　著者の所属する4年生看護大学の場合の科目「看護過程」の位置づけ[9]

注2）学科目の説明

1．教養基本科目
一般教養の領域についての基礎的な学習をする科目が含まれている．
人文・社会・自然的領域及び外国語などの科目が含まれている．
具体的な科目は，人文・社会・自然的領域では哲学，倫理学，心理学Ⅰ，心理学Ⅱ，国語，社会学Ⅰ，社会学Ⅱ，教育学Ⅰ，教育学Ⅱ，日本国憲法，国際関係論，化学Ⅰ，化学Ⅱ，生物学Ⅰ，生物学Ⅱ，数学，物理学，赤十字概論の計18科目が含まれている．外国語は，英語，ドイツ語，フランス語の計14科目が含まれている．赤十字概論と英語の4科目が必修である以外は，選択科目及び自由科目となっている．

2．関連基礎科目
とりわけ看護学という専攻専門科目に関連する領域の，基礎科目が含まれている．
人文・社会・自然的領域及び外国語などの科目が含まれている．
具体的な科目は，生命倫理（看護倫理を含む），発達心理学，文化人類学，家族社会学，生涯教育論，社会福祉・社会保障，看護関係法規，国際保健活動論，化学計測学，生活環境論，情報処理学Ⅰ（統計学含む），スポーツ医学（人間工学含む）の計13科目が含まれている．外国語は，英語の2科目が含まれている．生命倫理学が必修である以外は，選択科目及び自由科目となっている．

3．基礎ゼミ
一般教養的な領域に限らず多様なトピックスに関してゼミ方式で討議しながら学習する科目である．
Ⅰ（思想・芸術），Ⅱ（国際・地域），Ⅲ（社会・制度），Ⅳ（人間・環境），Ⅴ（物質・生命），Ⅵ（数理・情報）の計6科目が含まれている．すべて選択科目となっている．

4．専攻基礎科目
とりわけ看護学という専攻専門科目を学習するうえでの基礎的な科目が含まれており，これらについては看護学を専攻する学生にとっては必須の知識となる．
健康論Ⅰ，健康論Ⅱ，障害者論，医学概論，人体の構造と機能，病理と病態，人類遺伝学，診断と治療，薬理学，微生物学・免疫学，生化学，食生活論，疫学の計13科目が含まれている．すべてが必修となっている．

5．専攻専門科目
看護学を専攻するための専門科目であり，さらに専攻専門科目は以下の9つの下位領域に分かれている．すなわち，看護論，看護方法学，看護援助学，精神保健看護学，発達看護学，地域看護学，特論，管理・教育・国際，研究である．
なお，看護過程は，看護方法学の中に含まれており，科目名は，看護方法学Ⅵ（看護過程）となっている．

3 看護過程と看護理論の関係

や患者指導なども科目として含まれているだろう．

　看護が対象の健康状態をより良い方向へと向かわせるケア実践の科学であるとするならば，そのための方法として，人間関係スキル，生活援助技術，そして看護過程が必須となる．人とうまくかかわりをもてなければケアはうまく実践できないし，その技術を獲得していなければもちろん実施には移せない．対象のおかれた状況を把握し，必要なケアを考える力がなければ，対象にとってふさわしい援助が見えないだろうし，的を射たケアに結びついていかないだろう．

　「看護過程」の科目は，看護方法のなかにあって知的な作業，すなわち，いかに考えて対象にふさわしい看護援助を意図的に科学的に行っていくのかを徹底的に追究する科目であり，その能力を養う科目である．そして，多くの場合に看護過程は講義と演習，そしてこれを用いた実習という形態で教えられていることだろう．

　著者が所属する4年制看護大学では，**図4**に示したように｛看護過程｝が位置づけされている．まず学科目は，1) 教養基本科目，2) 関連基礎科目，3) 基礎ゼミ，4) 専門基礎科目，5) 専攻専門科目という大きな5つのカテゴリーがある．看護過程は5) 専攻専門科目の中に含まれている．さらに，専攻専門科目は，(1) 看護論，(2) 看護方法学，(3) 看護援助学，(4) 精神保健看護学，(5) 発達看護学，(6) 地域看護学，(7) 特論，(8) 管理，(9) 教育，(10) 国際，(11) 研究，(12) 助産学の12の領域に分けられている．看護過程はこの中の(2) 看護方法学に含まれている．この(2) 看護方法学には，看護方法学I（援助的人間関係），看護方法学II（フィジカル・アセスメント），看護方法学III（基礎看護技術），看護方法学IV（治療と看護），看護方法学V（教育方法），看護方法学VI（看護過程）が含まれている[9]．

　看護過程という科目のみで看護基礎教育が組まれているわけではないので，ほかの学科目や科目などとの関連を考えたうえで「看護過程をどう教えるか」を考えていく必要がある．このあとの章で紹介していきたいと考えている．

3　看護過程と看護理論の関係

　看護過程という用語と混乱しがちな用語として，看護理論や看護診断があがるのではないだろうか．本項では，1) 看護過程と看護理論の関係，そして，2) 看護過程と看護診断の関係を考えてみる．

第1章　看護過程の意味と位置づけ

1) 看護過程と看護理論の関係

　2000年4月現在までに米国では30あまりの著名な看護理論が存在し[10]，各看護理論家たちは看護を独創的な視点で概念化，あるいはモデル化している．看護理論とは，看護という現象について説明し，その特徴を明らかにするために書かれた一連の記述である[11]．あるいは，看護理論とは，構造化された，凝縮した，系統的な一連の陳述の明確な表現である．これら一連の陳述とは，看護という学問分野に全体として意味をもつ重要な問いかけに関係している[12]．

　また看護理論には理論構築の段階があり，理論の最少単位である概念の分析・統合・派生が徹底的に成されたうえで，段階を経て構築化が成されている．看護理論は看護という現象の本質を解明していくことを目的として，看護の科学化に貢献している．

　さらに看護理論は非常に大きなパースペクティブでマクロな視野から書かれている大理論，中範囲理論，そして具体的な実践理論に分類できるものまで広範囲に及んでいる．

　たとえば，実践的な看護理論を説いているカリスタ-ロイは，全体論的な視点から適応システムとして人間をとらえている．そしてロイ看護理論のなかにはロイの説く看護過程が明確に説かれている．ロイは，看護過程を，「データを収集し，問題を明らかにして，アプローチを選択，実行した後，結果として健康を促進し，生命の質を高め，尊厳ある死を目指したケアを行うことができたか否かについて評価すること」と定義している[13]．また，ロイは看護過程を，「ロイ看護モデルに基づく看護過程のフローチャートとして**図5**のように図式化している[14]．

　ロイの看護過程は，第1段階アセスメントで，各適応様式における行動をアセスメントをしたうえで，第2段階で不適応行動を導いていると推測される刺激をアセスメントする．刺激は，焦点刺激，関連刺激，そして残存刺激がアセスメントされることになる．これらアセスメントの結果，特定の看護診断が特定されるのが次の段階となる．看護診断では，非効果的な行動がそれと最も関連する影響要因と共に挙げられる．そして次は，行動の成果が目標として設定され，刺激に対する具体的な看護介入が適応を促進させるアプローチとして立案される．そしてそれが実施され，評価へと続く．

　つまりこの看護過程はロイ看護論の実践版であり，ロイ看護論のなかで説かれている内容の基本的な理解がなければ，実践への適用は困難となる．ロイが看護

3 看護過程と看護理論の関係

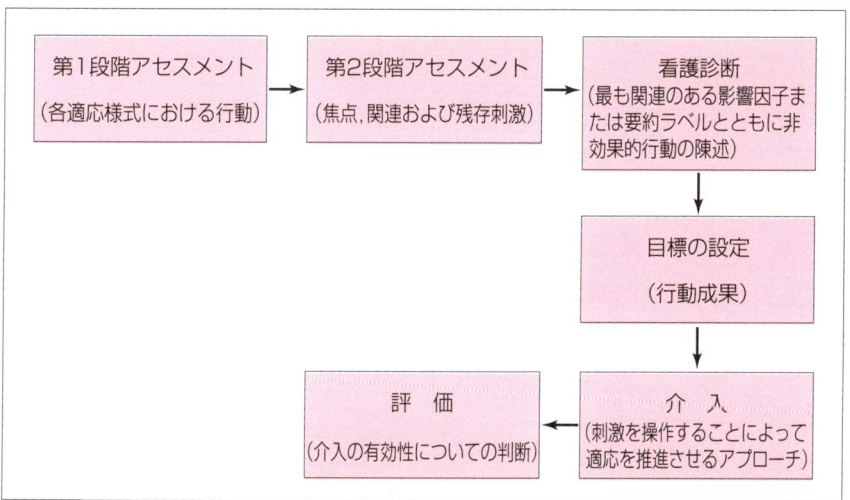

図5 ロイ看護モデルに基づく看護過程のフローチャート[14]

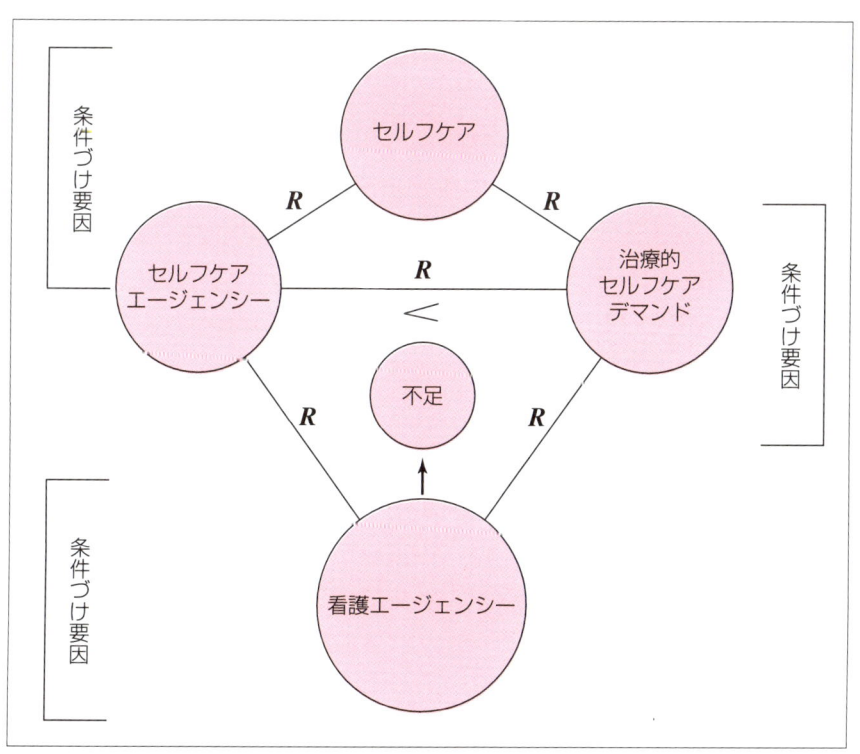

図6 オレムによる看護のための概念枠組み[16]

第1章　看護過程の意味と位置づけ

をどのように概念化しているかということと一貫した看護過程が具体的に説かれているのである．

一方，ロイと同じく実践的な看護理論を説いているドロセア-オレムは人間をセルフケアという視点で見ている．この理論も看護過程を明確に示している．オレムは看護過程を，「看護実践の専門的・技術的操作とそれに関連する計画立案操作および評価操作をさし，看護婦が用いる用語である」としている[15]．

オレム自身はその難解な理論の中で看護過程の段階を明らかに示しているとは言えないが，簡潔に読みとると看護過程の段階は次のようになると考えられる．すなわち，オレムの概念枠組みが示しているように[16]，治療的セルフケア-ディマンドとセルフケア-エージェンシーをアセスメントした結果，セルフケア-エージェンシーがセルフケア-ディマンドより小さい関係になった時にセルフケア不足が査定され，これが患者の健康問題に対する反応，すなわち看護診断となる．そして査定されたセルフケア不足に対し，看護エージェンシーがかかわる．この看護介入及び患者のセルフケアについての期待される結果もケアプランとして立案され，実施，評価と続く[17]．

したがって，オレム看護理論の実践適用ツールの1つが看護過程であり，オレム看護論のなかで説かれている内容の基本的な理解がなければ，実践への適用は一貫性を欠くものとなるだろう．これも先のロイと同様，オレムが看護をどのように概念化しているかということに一貫させた看護過程ということになる．

ロイやオレムのように実践に適用可能な看護理論は看護過程を明確に示しているが，マーサー-ロジャーズやマーガレット-ニューマンは看護理論のなかで看護過程を明確に示しているだろうか．いや，これらの理論は理論の抽象性が高く，言ってみれば，看護理論の中でも中範囲理論に分類される理論を説いていると考えられる[18]．

したがってロジャーズやニューマンは看護の概念化や科学化を目指してはいるが，理論の検証や実践版を早急にめざしているわけではないことがわかる．しかしながら，ロジャーズにしてもニューマンにしても看護とは何かを追究し独創的な視点で看護についての考えを表しているのだ．ロジャーズとニューマンは共に人間の生命過程に関心を持ち続け，看護の科学者集団に偉大なる影響を与えている．

さて，ここまでで見てきたように，看護過程は実践のパワフルなツールという位置づけである．また，看護過程にはそれを一貫して支える看護についての考え

3 看護過程と看護理論の関係

方が土台に仮定されているのだろうと考える．

　看護理論は看護という現象の概念化や構築化を目的としており，そのなかでも実践のツールを有する理論については，その当該看護理論を土台とした看護過程が含まれており，実践のツールまでを理論構築の目的としていない看護理論は看護過程まで具体的におろすことは無理である．つまりおのおのの看護理論には，独自の構築の目的やめざすものがあり，一概に看護過程を含んでいる，含んでない，で価値を決めることはできないということである．看護過程という角度から看護理論を見ると，以上のような解釈が成り立つが，看護理論を「看護のフィロソフィーを学ぶ」という角度から見ると，たとえば，ロジャーズやペプローなどが説いているような，中範囲レベルの看護理論のほうがよりふさわしい場合もあろう．したがって冒頭での問いかけである看護理論と看護過程の関係は，実践的な看護理論では密接に直接的に看護過程と関係しており，その看護理論を実践に適用する場合，理論のなかで示された看護過程を使わなければ一貫性をなくしてしまうだろうし，一方，中範囲レベル以上の看護理論では看護過程との関係はほとんどなく，その理論の看護過程を考えるなどという次元で解釈する必要も現在のところないのではないだろうか．そういう抽象度の高い看護理論は，看護過程を使用するナースの看護観の発展，能力開発，自己開発，さらには人間関係スキルの向上などに役立っているのである．あるいは，研究や教育をサポートする位置づけにあるのではないだろうか．看護理論の貢献は多種多様な範囲や深さにあると言ってよいだろう．

　以上，考えてくると，看護過程に入る前には，看護について，さらにはもっと奥深い看護の対象である人間とは何かについて，人間の健康や安寧について，人間と人間の関係について，そして，ケアあるいは援助とは何かについて，など，きわめて基本的な概念が学生のなかで確固たる信念として根づいている必要がある．

　先述したように看護過程という科目だけで単純に教えることができる範囲を超えた，非常に膨大な内容を含んでいるのが，看護過程，つまり看護実践の方法論であり，その奥には大きな大きな看護のフィロソフィーがあり，それがしっかりと看護過程を支えているのである．

　したがって教える側が看護のフィロソフィーをしっかりと持っているということが必要条件であるとともに，看護への固定観念に執着せず，その幅や深さに柔軟であることもまた重要な点だと思う．看護過程を教えるに際しては，以上述べ

第1章　看護過程の意味と位置づけ

たような看護，人間，健康，環境，関係などなど，看護領域に存在する大きな概念の理解も必要であることが見えてくる．

2）看護過程と看護診断の関係

2000年7月現在，わが国にもNANDA（North American Nursing Diagnosis Association，北米看護診断協会，略してNANDAとする）の看護診断の影響は以前よりも急速に看護現場に浸透してこようとしている．また，アイオワ大学看護学部プロジェクトが取り組んでいる看護介入分類や看護アウトカム分類，そして国際看護協会が取り組んでいる国際看護実践分類なども看護診断と同じように看護実践領域に影響を及ぼし始めている．2000年4月に第14回のNANDAが開催されたが，また新しい息吹が実践領域に入ってくることが予測される．

著者はNANDAの看護診断をはじめとするこれらはすべて，{分類法}という点に凄まじさがあると考える．すなわち，看護実践で使用する共通言語の標準化とその分類体系の構築ということである．

今まで何一つ標準化された言語を持たなかった看護実践の領域にあってこれらの影響は現場に変革をも要求しているのだ．

いっぽう，看護過程は先述した通り思考のツールである．適切な看護診断，看護介入，看護アウトカムを考えていくために思考が論理的に成されていくことは必要である．看護診断のみならず，看護介入や看護アウトカムを考えるうえでも看護過程はきちんと使用されなくてはならず，看護診断の概念の中に看護過程は内包されていると考えている．ただし，適切な看護診断を使用していくにあたっては，思考過程のみならず，分類された看護診断の各診断概念の理解や診断指標，関連因子の理解など，他にも必要な知識があり，看護診断は看護過程で求められる以上の能力が必要とされている．そして，看護介入分類や看護アウトカム分類になると，各分類法の枠組みへの理解が必要となる．標準化された言語を看護実践に使用していこうとする動きは，コンピュータの到来によってますます盛んになっていくだろうと考える．

以上のようなことを考えると，看護過程は看護基礎教育できちんと教える必要があるとますます思う．そのうえで新たに加わる知識ベースや分類枠組みなどの理解は，看護の現場で経験を積みながら学習していく方が望ましいのではないかと考える．

看護過程を学習せずして，看護診断を使っていけないことは間違いない．した

3　看護過程と看護理論の関係

がって看護過程を看護基礎教育でどう教えるかがやはりきわめて重要になってくるということである．

＜本章のまとめ＞

　本章は，「看護過程をどう教えるか」という本書のテーマに入っていくまえに整理しておきたいことを取り上げた．すなわち，一般的な看護過程の意味，看護基礎教育における看護過程の位置づけ，そして，看護過程と混乱を呈する用語として，看護理論及び看護診断との関係を見てきた．

　次章より，看護過程をどう教えるかの実際として，看護過程の講義の実際，看護過程の演習の実際，そして，看護過程の実習の実際を取り上げ，教え方について説明していく．

＜第Ⅰ章の引用文献リスト＞

1) 松村明監修，大辞泉，小学館，1995年
2) 図1の引用文献
　；Alfaro-LeFevre,R.(1994年)江本愛子監訳(1996年)．基本から学ぶ看護過程と看護診断．医学書院，p.11.
3) 前掲2)　p.4.
4) 前掲2)　p.4.
5) 前掲2)　pp.4-6.
6) Christensen,P.J. & Kenney,J.W.(1990)．Nursing Process; Application of Conceptual Models (Third Ed.)．St.Louis: The C.V.Mosby Co.　p.7.
7) 前掲6)　p.7.
8) 前掲6)　p.9.
9) 平成12年度日本赤十字看護大学学生便覧，2000年4月発行
10) Marriner-Tomey,A編集．(1994年)都留伸子監訳(1995年)．看護理論家とその業績第2版．医学書院．
11) Stevens,B.J.(1979年)．中西睦子他訳(1982年)．看護理論の理解のために；その分析，適用，評価，MEDSI．
12) Meleis,A.I.(1997).Theoretical Nursing; Development & Progress(3rd Ed.).Philadelphia: Lippincott.
13) Roy,S.C.(1984年)松木光子(1995年)．ロイ適応看護モデル序説(原著第2版，邦訳第2版)．へるす出版，p.34
14) 前掲13)　p.49
15) Orem,D.E.(1991年)小野寺杜紀訳(1995年)．オレム看護論；看護実践における基本概念．医学書院，p.331
16) 前掲15)　p.82
17) 前掲15)　参考
18) 前掲12)　参考

第Ⅱ章

看護過程；
講義と演習の実際

　本章は，学内における看護過程の講義と演習を取り上げていく．まず，看護基礎教育の学生に看護過程を教える場合のポイントに触れておこう．

1　看護過程を看護基礎教育の学生に教える場合のポイント

　著者は卒後教育の研修会においても看護過程を講義することがある．なかには中間管理者研修に看護過程が取り上げられることもある．それだけ看護過程は今でも現場で重要な位置づけにおかれている，ということを反映している．

　本書では看護基礎教育の看護学生を対象に看護過程の教え方を説明していくわけであるが，看護過程を現場のナースに教えるのと，看護基礎教育の学生に教えるのとでは意味合いが違うと著者の研修経験を通して感じていることを少々取り上げておきたいと思う．

　臨床経験を一定程度積んだナースを対象とする研修では，疾患中心で患者を見ようとする視点から，患者を全体論的な視点で見ることが必要であるということ，つまり，看護的な視点で患者を見るとは，どういうことであるのか，というフィロソフィカルな講義がまず必要である．

　病態生理や治療などに関する知識は，経験者は強い．しかしながら人間を全体論的に見る視点や生活者として見る視点が不足していることが多い．また，アセスメントなしに患者データに対して経験的知識による決めつけや偏見などが見られることもある．緻密なアセスメントを飛ばして結論を急ぐあまり，個別性が反映されない一般的な計画立案になってしまうことが多い．したがってもう一度初心に戻ってもらい，論理的思考とはいったい何かを事例検討などのグループワークを通して着実に経験学習してもらうことによって，自分たちの視点の偏りや狭さ，そして，アセスメント能力不足に気づいてもらうような研修をめざしている．

　さて，それでは看護学生を対象とした場合はどうなのか．ねらいをどうすれば良いのだろうか．

　学生は患者に対して看護過程を使用した看護ケアの経験をしていない．病んだ

第Ⅱ章　看護過程；講義と演習の実際

人を知らない．講義で解剖生理や疾患などの学習をしていても机上の学習であって生きた病気を持った人間を知らない．そういう学生に看護過程の段階だけを教えても何の意味もないし，学生は何もわからないだろう．そういう看護過程を学んだとしても，無機的で絵に書いたような看護過程を，生きた対象とはまったくズレたところで一方的に行うことになる．

そうではなく学生には，目の前の生きた人間を知り，理解しようとし，悩み，苦しみ，考えて考えて，わからないことにも気づき，わたしたちはこの病んだ人にいったい何ができるのか，何ができないのか，無力さを感じながらも，それを学生自身で考え抜いていくことが必要とされるのだと思う．患者のリアリティを伝えながら，良いケアを目指すために看護過程が必要であるかを説いていくということ，実はこれは非常に難しいことである．教室に居ながらにして，生活者である人間に看護援助していくために思考することの困難さを学習できるように方向づけていくのであるから工夫が必要となる．

こういう学びは，他の科目や学生たちの生活でも獲得されていく能力とも言えるが，看護過程という科目ではそれらの能力を統合させ，「看護の対象に有効だと考えられる援助を具体的に考えていく」というゴールを一目散にめざして，学生の潜在的な力を結集へとめざしていくのである．そのためにはお膳立てをしながら順に段階を設けた学習を進めていく必要がある．

いっぽう，学生は患者の身体的側面，すなわち，患者の疾患理解や治療経過，治療方針などについては知識が乏しいこともあり，非常に弱い．教科書上でいくら理解できていても，それがこの特定の患者の場合ではどうか，となると途端にわからなくなる．看護経験もないので，疾患を持った患者とも接しておらず，そこをいかにリアルに学習できるように方向づけを行うのかが重要であり，教員の工夫が問われるところでもある．

2　看護過程という科目をどう組み立てるか

著者の所属する4年制大学では現在看護方法学Ⅵ（看護過程）の科目は2単位と設定されている．したがって時間数としては，30時間15コマとなり，1コマ90分授業なので2年次学生の前期に週1コマの授業が15回実施されることになる．また，看護過程を学ぶ前の学生のレディネスは，図7に示したように，一般教養，関連基礎科目，そして看護関連基礎が履修されている．また看護専攻専門科目では，基礎看護学領域の看護概論，看護技術，人間関係論などがすでに終わ

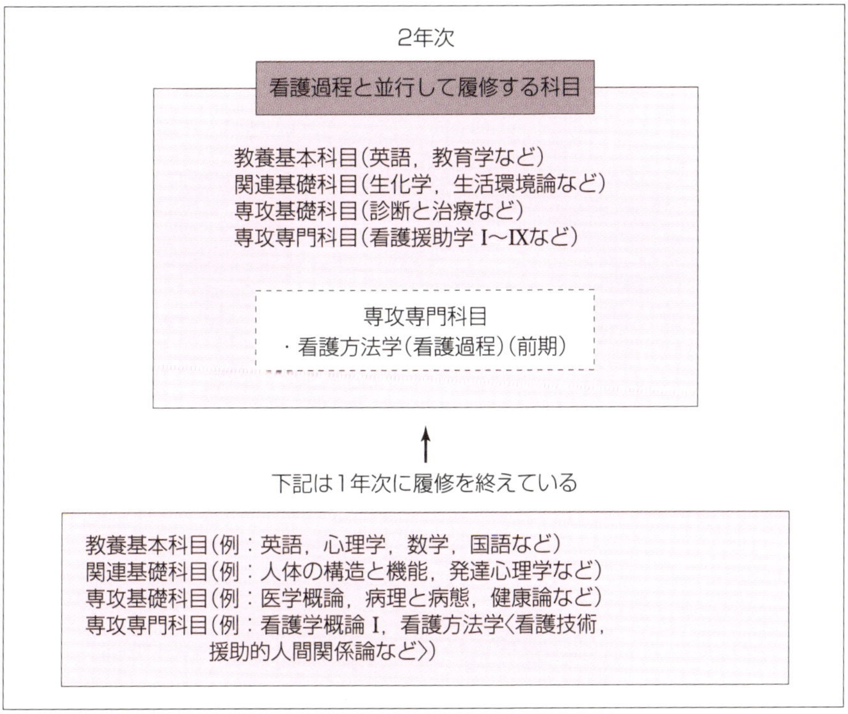

2 看護過程という科目をどう組み立てるか

```
2年次
┌─────────────────────────────────────┐
│  看護過程と並行して履修する科目       │
│                                     │
│  教養基本科目（英語，教育学など）     │
│  関連基礎科目（生化学，生活環境論など）│
│  専攻基礎科目（診断と治療など）       │
│  専攻専門科目（看護援助学Ⅰ～Ⅸなど）   │
│                                     │
│  ┌─────────────────────────┐       │
│  │ 専攻専門科目             │       │
│  │ ・看護方法学（看護過程）（前期）│   │
│  └─────────────────────────┘       │
│                                     │
│         ↑ 下記は1年次に履修を終えている │
│                                     │
│  教養基本科目（例：英語，心理学，数学，国語など）│
│  関連基礎科目（例：人体の構造と機能，発達心理学など）│
│  専攻基礎科目（例：医学概論，病理と病態，健康論など）│
│  専攻専門科目（例：看護学概論Ⅰ，看護方法学〈看護技術，│
│          援助的人間関係論など〉）     │
└─────────────────────────────────────┘
```

図7 看護過程を学習する前の学生のレディネス

っている．また基礎看護実習も履修され，対象に援助的人間関係を保つこと，対象に対して生活援助技術を行うことを学習している．しかしながら，多様な健康障害を持つ対象を理解し，援助していくための総合的な知識については看護過程と並行して学習することになっている．このようなレディネスであることを十分にふまえたうえで看護過程という科目の内容を組み立てていく必要がある．

著者の場合，看護過程の科目の大きな構造としては，1）看護過程に入る前の導入，2）看護過程の土台となる基礎的な理念や概念，そして，3）事例を使用した看護過程の3本柱を立てている．

当初は看護過程の歴史や看護過程の定義などについて，米国の文献などを紹介しながら取り上げていた．しかし，学生がこの科目で何を学習する必要があるのかを考えると，科学的な思考の育成だと考え，これに焦点に置くように変えていった．歴史や定義などは学生が自己学習すれば文献から得られる内容である．しかし，演習を盛り込んだ思考過程・看護過程の学習は学生の自己学習では限界がある．

第Ⅱ章　看護過程；講義と演習の実際

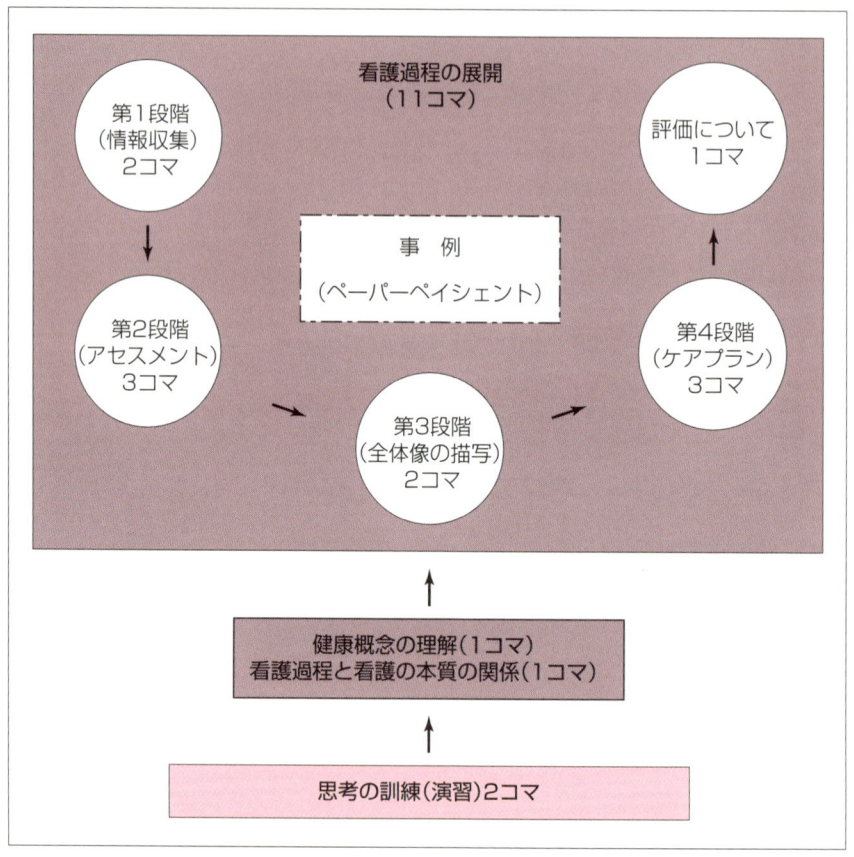

図8　看護過程の授業構成（30時間15コマ）

　それでは以下に3本柱について詳細に触れていこうと思う．

3　看護過程に入る前の導入

　看護過程の導入として，「思考の訓練」と称した演習を実施している．著者は対患者場面でナースに最も必要な能力は思考だと考えている．思考というと，何か難しい表現であるが，対象である患者を前にしてナースが患者をどう捉え，どのように感じ，何を受けとめ，その結果として何を考えるのか，患者との相互作用も含めて，ナースが受けとめて，感じて，考えるそのすべてのことが結集されて，そのあとの行為とつながっていく．これらのことは，一般の人間関係でも生活場面でも同じであろう．誰かとの，あるいは何か物とのやりとりをしている時，その人は対象に何かを感じ，受けとめ，考え，そして行為するだろう．著者

3 看護過程に入る前の導入

は看護場面で非常に重要なこの思考という部分があまり育成されていない,いや,今まであまりに当然のこととされてウヤムヤにされてきたのではないかと考えている.こういうような経緯で学生の思考を育成することを,看護過程の導入として位置づけてここに「思考の訓練」と称する演習を取り入れてきたのである.

1) 演習の目的

先述したようにこの演習の目的は,学生にとって身近な生活体験を取り上げて,「考える」という作業に学生を方向づけることである.「考える」とは複雑な作業であり,そのなかには,文字を書くこと,文章を構成すること,見たこと聞いたこと考えたこと感じたことイメージしたことをリアルに書くこと,第三者に書いたことが正確に伝わること,書いた状況が立体的に見えること,などが含まれる.看護現象には人とのかかわりが少なからず内包されている.看護の対象とのかかわりのなかで得たことが自分のものとなり,それを出来る限り客観的に言語化することで,得たことの意味がさらに深まることになる.

そしてこの演習にはもうひとつの目的がある.それは学生に自身の生活体験を客観的にとらえるという体験の機会を与えることである.看護過程よりも何よりも,まずは学生自身の生活体験を客観的な視点から考えるように方向づけてみる.看護は自分以外の人に,その人のより健康な状態をめざして専門的で有効な援助を提供することをめざしているが,自分以外の人のことを考えていく前に,まずは自分について考えられなければならないだろう.自分の健康あるいは安寧な状態をめざして自分にケアができているだろうか.それより前に自分の行動がどこまで見えているだろうか.見ようとしているだろうか.こうした視点を養うためにまずは,「自分たちの生活体験を客観的な視点から見る」という訓練が必要となる.この目的と先述の「考える」という目的の両方をこの演習はクリアしてくれる.学生は自分自身の生活体験を記述していくことで,新たな疑問や発見ができるかもしれない.行動の意味が見えないことがあるかもしれない.そういうことを掘り下げていくなかで,学生は人の行動の複雑さや多様性に気づくことができる.

2) 演習の実際

この演習では,したがって看護現象でなくとも,学生の日常生活を教材として訓練することができるのである.むしろ,実際の生活体験からはじめたほうが,学生にとっても興味深く,馴染みやすい.そこで,学生に…

第Ⅱ章　看護過程；講義と演習の実際

「生活のどんな場面でもよいから，また時間や場所は全く問わないので，あなたが選択したその状況をとにかくできる限りリアルに，再現できるくらい立体的に，見たこと，聞いたこと，感じたこと，イメージしたこと，そして考えたことも織り交ぜて，映画のワンシーンのようにシナリオ的に書いてみましょう」

とB4サイズで作成した記録用紙を配布し**(表3)**，「考えながら書く」演習を行う．

教員のこの指示に対して，学生からは…

「時間は何分くらいのシーンですか？」

「登場人物は何人くらいですか？」

「人間同士じゃなくて自分と猫と犬でもいいですか？」

「会話は正確に全部書くんですか？」

などの質問があるだろう．そこで…

「どんな場面でもいいです」

「人間同士じゃなくても自分と自分以外の他者（他の動物）でもいいです」

「会話は覚えている限り正確に書きましょう」「時間は何分でもいいですが，あんまり長い時間のことだとリアルに書いていたら時間内に書けないので，与えられた時間内で書ける範囲でいいです」

と答える．要は学生が難しがって書くことに興味を示さなくなるようなことを避ける助言をする．

学生は自分のことであるし，またこんな作業ははじめてだということもあって結構興味深く取り組む．課題として与えるのではなく，1コマ90分をフルに使うようにする．

学生たちは，少しずつ思い出しながら瞑想しながら，徐々に書き進んでいく．なかには，なかなか言葉にならず，文章化できず困る者もいるが，だいたいは時間の経過とともに書くことができる．

3）学生の反応

さてこのような作業をすることで，学生たちは…

「たわいもないことだと思って書いたけれど，結構いろいろ考えて行動してたんだ」

とか，逆に…

「あまり考えて行動していなかった」

3　看護過程に入る前の導入

表3　思考の訓練のための記録用紙（B4サイズ）

時間	事実あるいは現象といった状況の正確で詳細な記述および説明	解釈・判断・推理・推論	思考過程の自己評価

学生氏名

第Ⅱ章　看護過程；講義と演習の実際

「よく覚えていないと思って書いていたら，なんか書けた」
「わたしはやはり書くのが苦手だった」
「あの時のことを見ているようで見てなかったんだ」
「印象に残っていることとそうでないことの区別がある」
などの反応をする．

　そもそも白紙に向かって思い出しながら書くという作業は，思考を育てるうえで重要だと思う．学生が何か行為をおこす前に，いったいどのあたりまで考えていたのかを確かめる方法は，行為自体を見ていても限界があるだろうし，その場で口頭で表現するか，書くしか，手段はない．考えていることは表現しない限り見えないものだ．記述し考えていることを見える形にすることで，個々の学生の考えのどこの部分をどう指導すれば，どのあたりが弱いのか，どう指導することで思考が育つのか，育たないのか，影響しないのか，などが個々の学生のなかに間違いなく見えてくると体験的に思う．

　看護の対象との相互作用場面もこれと同じである．場面が学生自身の生活場面ではないが，対象の生活場面に入り込んでいくわけである．学生自らの生活で自分と他者とのかかわりを，まずはしっかりと体験して，ここからのステップアップとして，今度は本番の看護場面に移していくのである．自身の生活が見えていない者に看護の対象である患者や家族の生活場面を考えるなどはできない，と著者は思う．日々の生活ではしごくあたり前のことなのである．それが看護の原点を教えてくれる．着実に丁寧にここからスタートすることがこの先の学びに結びついていくと著者は考えている．

4）グループワークを取り入れる

　さて，思考の訓練で学生が書いた事実状況の記述は，記述だけで終わりとしない．今度は学生が記述した材料を4〜5名の小グループで討議するという方向へともっていく．具体的には，小グループのなかで，ある学生の書いた事実状況の記述をその学生がプレゼンテーションする．そして，記述されたなかの意味が不明の箇所，行動の意味がわからない箇所，行動の目的がわからない箇所，表現が乏しくて状況が見えにくくなっている箇所などをグループ内で出し合い話し合い，問われた学生はそれに答えていく．

　グループワークの目的は，記述された行為の意味や根拠を考える機会が再び得られ，それがさらなる思考の訓練になることにある．また他のメンバーの考え方

3 看護過程に入る前の導入

の多様性や視点の違いなどを知り，考える方向にもいろいろある，疑問に思う箇所もいろいろあるという体験ができることにある．

ところで，このグループワークには指導教員がおりおりかかわる必要がある．積極的に討議が深まっている場合はよいが，話し合いが深まらず方向がずれていき，低迷なダイナミクスしか持てないグループには指導を要する．体験的には，だいたいは学生同士の体験なので興味が湧くらしく，結構積極的にグループワークが成される．ただし，単に友達言葉で共感し合っているだけだったり，友人の体験談を聞いてわあわあ騒ぐだけで行動の意味や根拠など話し合われていないこともあるので，教員はグループワークに耳をそば立てながら巡視し，効果的な討議ができるように配慮することが重要となる．

最後に，学生は話し合ったことを先の記録用紙（表3）の「思考過程の自己評価」の欄にまとめて書き，指導教員のコメントと評価を受け，フィードバックがなされなければならない．教員は個々の学生が書いたことにしっかりと向き合い，フィードバックが有効な形で成されるように必ずコメントを書くようにする．学生は教員のコメントから敏感に学びを得るからだ．

5）演習の結果事例

この演習の結果事例を学生の許可を得て**表4**，**表5**[1)]，**表6**に示した．

表4に示した学生は，事実の記述欄に書かれている内容に省略が目立つ．端的に書けており状況は見えてはくるが，もう少しリアリティを反映させて状況描写を細かく書かれると良い．

いっぽう表5に示した学生，表6に示した学生は共に状況がとてもリアルに細かく描けている．その時に考えたことや思ったこと，感じたことも含まれており，自分のとった行動も書かれておりリアリティが如実に反映されている．とりわけ表6の学生は猫と自分だけが登場人物であるにもかかわらず手に取るように状況が描けている．猫とのあいだでの学生自身の気持ちの変化や行動も同時に見える．表5及び表6は非常によく書けている例である．

全員がこういうふうに書けるわけではない．教員は必ず書いた内容をよく読み，状況の描写のどこが不足し，それはなぜなのか，などについて，しっかりコメントし，学生に返していく必要がある．後述するが，実習で受け持ち患者と学生のかかわりをどの程度学生が客観的に観察できているのか，ということと密接に関係する能力を育成することに結びついている演習だと著者は考えている．

第Ⅱ章　看護過程；講義と演習の実際

表4　演習の結果事例

時間	事実あるいは現象といった状況の正確で詳細な記述および説明	解釈・判断・推理・推論	思考過程の自己評価
	わたしは昨日、授業終了後帰宅し、帰宅後財布の中に1,000円しかないのに気づき、銀行へ行ったが、すでに終了しておりブーブー言いながら再度帰宅、察生に明日返すからと1,000円借り、7時からの塾のアルバイトの用意をする。この計算外のロスタイムで塾の予習が不完全、まずいと思いながらも出発。終了後、食事をして帰宅、入浴で12：00．今日中に次回の予習をしないといけないと1：00まで実習と気合いを入れて寝る。明日は、1限から実習と気合いを入れて寝る。	銀行はなぜ6時までしかやっていないんだ、という気持ち。予定が狂ってしまったから。 やはり時間厳守を優先したのだろう。（行けばなんとかなる）？ 本人は違うと思うが……。 責任感からと考えるより、その日予習が不完全だったことに対する反省からと思われる。	
	↑もっと早く気づかなかったのはどうして？		
	←どうして気合いを入れたのでしょう。実習への特別な感情があるからでしょうか？	塾の勉強をとても大切にしているようです（学校のことより）．それはなぜでしょう。	
	もう少し書けると良いですネ（状況の記述）		

3　看護過程に入る前の導入

表5　演習の結果事例

時間	事実あるいは現象といった状況の正確で詳細な記述および説明	解釈・判断・推理・推論	思考過程の自己評価
6：00	今日は1〜2階が実習のため白衣に着がえる分、①学校へ早く着かなければならないと思い、時計を6時にセットしておいた。しかし無意識に目覚ましのスイッチを切り、再び眠ってしまった。	①実習は時間厳守の上に身じたくに時間がかかるので、学校に早く着いて余裕をもって用意をしたいと思ったから。	あなたの行動についての解釈は、good。
できれば母親の行動についても解釈してみよう。
6：30前夜のことについては？	目が覚めた。本当はこの時間に家を出るつもりだったのになぜこんな時間まで眠っていたのかと②悲しい気持ちになった。時間に余裕がなくなった。6：55の電車に乗るための時間配分を考えながら急いで身じたくをし、かばんを持って1階へ下りた。	②目覚ましをセットしたときには早起きをしようと決意していたのに起きられなかったため、なぜ…という自分に対する腹立たしさから。	
6：40	「おはよう」と言うだけ言ってそのまま返事を待たずに洗面所へ行き、顔を洗い、コンタクトレンズをはめた。まだ洗浄液がついていたらしく目がしょぼしょぼになった。初めからやっていればよかったと後悔した。その後適当に髪をとかし、2階へかけ上がってリボンを結んだ。そして歯をみがき、家を出ようとしたが、時計を見ると6：55の電車に間に合うように、そこで7：05の電車でいいやという気になり、③食事へ何かごはんをおっとりとった。母親が急いでごはんをよそってくれ、私は、④何で今日はごはんをみがき、かばんをよそってくれた弁当が置いてあり⑤このごろいつも母について作ってもらっちゃうなあと思いながらもかばんに入れた。	③もう6：55に間に合わないのだから、という気のぬけた感じ。④不思議に思いながらも感謝した。⑤自分で作らなければ母親が作ってくれるだろう、という。もう作ってもらってもいい、というよい思いころではない。母親に甘えている自分を反省している。	とても細かく記述できています。これと同じように患者さんに対するデータも記述できるでしょう。また、あなた自身の行動について記述できるようにがんばりましょう。
6：49			

出典：藤腰明子・黒田裕子編：わかりやすい臨床実習ハンドブック，エキスパートナースMOOK，看護学生版シリーズ4　p.75．照林社，1995．

第Ⅱ章　看護過程；講義と演習の実際

表6　演習の結果事例

日時およびに場面名	演習の結果事例		解釈・判断・推理・推論 左に記述した言葉・動作・表情・行動の理由（なぜ～～か……）を書く	思考過程の自己評価
日曜日昼2時頃自宅で	あなたの[生活体験]を、できるだけ、ビデオで再生できるくらいリアルに客観的に描写してください。そのときに感じたこと、思ったこと、考えたことも含めてください。	(我家では猫を一匹飼っていて、晴れている日はいつも外の庭にモモをつけて出し、モモの長さの範囲内で自由に散歩をさせています。家の中からまったり、場所を移りたい場合は、リン（猫の名）の方から鳴き声が聞こえたら家族の誰かは必ずそこに行くので、庭の中だけという限られた範囲ですが結構自由だと思います。家の中にあげる時は、汚れているので毎日体をふいてから、足を洗ってから家に入れますが、それをリンは嫌がります。いつも母はやりますが、春休み中は私も時々やっています。）この日も母に頼まれ、私がやる事になったのですが、絶対リンにはかかずらかれる。かみつかれる。①何よりも部屋くさかったので気がのらず嫌々ながらタオルと湯の入った洗面器にそれを置いて外に出ました。リンがいる場所はすぐわからなかったので、サンダルをはいて外に出ましたが、リンの方はぼったいしていたのですが、庭木の奥の方で丸くなっていました。私は、②リンがこの様に丸くなって眠っている時はだったいぎまにしたい、ということがわかっていたので、そんな時に限ってまうとすごく怒るので、いれないで日が沈んで寒くなるし、かといって、今、いれないと今度は昼食を食べる時間がくるし、仕方なく③半分やけになった感じで「リンちゃんお昼食になるよ」と声をかけながら、庭木をよけて行き、リンを抱き上げようとしました。当然リンは怒って「ニャー」と強い口調で鳴いたのでリンを強引に抱きしました。私はそれをよけながら、とをはずしました。濡らしておいたタオルを広げ、縁側まで行き、リンを②それでとくまでふきました。[顔を拭いだねと思いながら鼻や耳のあたりの穴までのですが、そんなことを言ったって、リンちゃんだっくで始めました。胴体を拭きだしてたら、リン⑤どうにり声を上げ始めました。「そんなにしないでくれ、きれいにしないと家に入れないよ。」と声をかけているんだ声をあげません。（以下略）	①この日は、自分のやりたい事があって、頭の中で1日の計画をたてていたのに、母に頼まれてその計画がくるってしまう、と思ったから。また、体が疲れていたから。 ②リンがそのようにしている時に部屋にあげようとする時はいつも怒り、逆に休みのかっている雨が降りだしてきてリンのでから、縁側によってくる時はよけいないか、そう思った。 ③面倒くさく、嫌だなあという気持ちがずっと続いていて、さらにはいっていた怒るだろうなぁという予想があっていたのに、自分がやらなければいけない状況におかれたから。 ④どうして私がやらなくちゃいけないというような感情が③の感情と重なっていたから。 ⑤多分、顔を拭かれる時は、ゆっくりとなでるように拭くけど、体はごしごしと拭くからかもしれない。	
コメント	1つの文が長くなる傾向があるので、わかりにくくならないよう気を付けてください。ところで、猫の種類は何ですか？ 私はよくわからないのですが、動物の本能的な面はどうでっているの？		Ⓐ 非常にGOOD　　Ⓓ 再提出 Ⓑ まあまあGOOD Ⓒ ちょっとだけGOOD	

4　看護過程の土台

1) 教える側の看護についてのフィロソフィーが問われる

　看護過程について初めて学ぶ学生は,「なぜ看護過程なのか」がわからないし,どこに価値があるのか,いいかえれば,『看護過程のある看護』と『看護過程のない看護』とは何がどう異なるのかがわからない．これがわからなければ,学生は看護過程という科目に動機づけを高めることはできない．教える側が看護過程を看護のなかで明確に位置づけておかなければ,教えるときにもそれがにじみ出るだろうと体験的に思う．看護過程を頭ごなしに「良いもの」,「無くてはならないもの」とあるべき論で位置づけても学生は納得しないだろう．看護が何をする専門職であるか,何を目指しているのかということとの関係の中で説明する必要がある．

　看護のめざすゴールは,対象の健康状態あるいは安寧の高まりである．対象がどういう状態になることが,その人の健康状態あるいは安寧が高まったといえるのか,それを1つひとつ着実に考えなければならない．その人をよく知らなければ,その人の健康状態あるいは安寧の高まりをイメージすることもできないだろう．看護過程では,まずその人を知ることから始まり,そして着実に1つひとつ考えを積み重ねていって,その人の健康状態あるいは安寧の高まりに向けた意図的で具体的な援助方法を見いだしていくのである．この思考の積み重ねができなければ,その場限りの,その人がどこに向かっていくのかも見えない,いわゆるアドリブ的なケア実践に終わってしまい,結果として看護のめざすゴールに近づくことはないだろう．

　教える側が「ナースは何をする人」という問いかけの答え,すなわち看護のフィロソフィーをしっかりと持っているからこそ,「なぜ看護過程なのか」を学生に明確に伝えることができるのだと思う．看護過程が何のために必要であるのかを,単に定義上からではなく,看護がめざすゴールとの関係から説くことが,学生にとって看護過程を学ぶ土台となり,ひいてはこの科目への学生の動機づけも高まるはずである．

2) 看護過程と看護の本質の関係

　前項で述べたように看護過程の学習の土台として,著者はまず看護過程と看護の本質の関係を一番基礎的な部分として講義することにしている．学生は看護概

第Ⅱ章　看護過程；講義と演習の実際

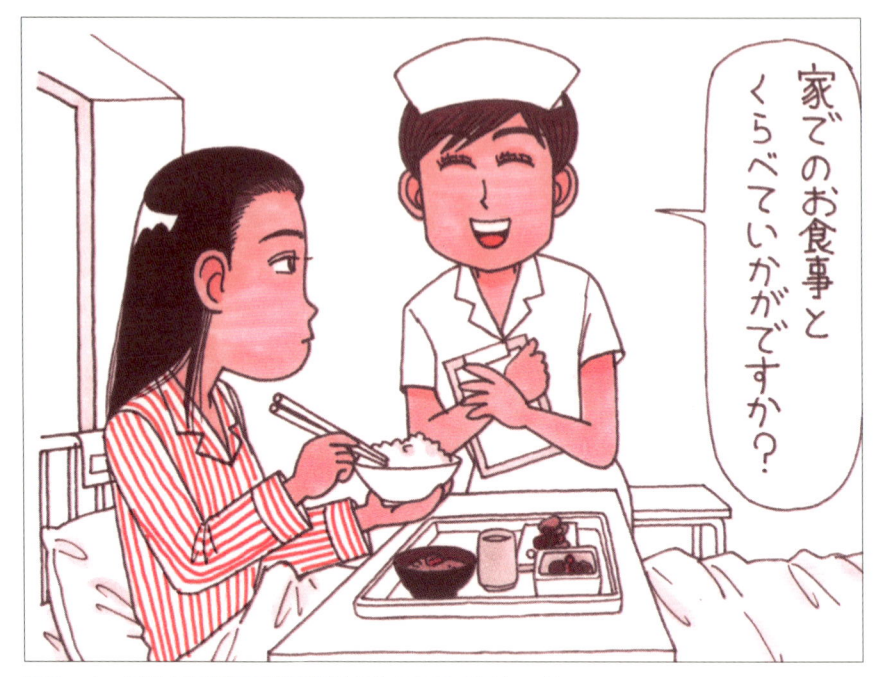

図9　ナースは何を考えて食事援助をしているのでしょう

論のクラスを終え，個々の看護観をめばえさえているかもしれないが，看護基礎教育の2年次前期の学生に，看護の本質などという難しい言葉を使っても容易に伝わるはずはない．著者はスライドでナースが患者および家族と直接かかわっている看護実践場面を写す．とりわけ，食事援助場面，ベッドバス場面，車椅子移乗介助場面など，学生が基礎看護学の実習で体験したであろう，学生が馴染みやすい場面を選択する．学生は画面に注目する．

　スライドを示しながら…

　「ナースは患者さんにいま食事の援助をしています．ナースは何も考えないでベッドサイドにただいるのでしょうか？それとも，頭のなかでは，何か考えているのでしょうか．もしもこれが患者さんの家族であったらどうでしょうか．家族とナースは違うのでしょうか」

　と学生に投げかける．学生は…

　「ナースは患者さんが食べられるようにと，食べられることが病気を回復に導くことだとわかっているから……」

　と答える．つまり，ここにナースの意図的なかかわりがあるのだということに学生は気づく．

4　看護過程の土台

「家族であれば『食べられるように』と思っても，それがどんな意味をもたらすか，まではきっと考えられないと思う」
　と別の学生が答える．……とまあ，こんなふうにうまく学生からの答えは返ってこないまでも，場面を視覚的に見せることで，＜意図的かかわりとは？＞，＜どこに向けられたナースのかかわりか？＞などの疑問には，気づきがあり，場面をみながら考えることができるだろう．
　看護は対象のより高い健康状態をめざして意図的なかかわりを行うことを追究する領域である，ということを文字からではなく，視覚と教員の投げかけから考えられるよう方向づけるのである．つまり，これが看護の本質に相当する．そして，看護過程はどこに位置づくのか，の説明には再度，先の食事援助場面のスライドに戻り…
「ナースが今行っている患者さんへの援助の具体的な方法，たとえば，この場面でこのナースが患者さんに言葉をかけているとしましょう．その『言葉かけ』は立派な援助の具体的な方法ですね．それはいつどこで考えられたものなのでしょうか」
　と学生に投げかける．ある学生は…
「そのとき考えたのではないか？」
　と言い，別の学生は…
「あらかじめ話し合いが成されたのではないでしょうか」
　と言う．つまり，両者とも，この意図的なナースの介入は考えられたもの，としている．
　「考える」ということによって1つのケアが見いだされてくる．そして，そのケアは患者にとって望ましいもの，ということも見えてくる．まさしく，これが看護過程だと位置づけることができるのである．看護過程とは，対象であるその人にどのような援助が望ましいのかを考えたうえで実施すること，つまり，実践方法を考える道具，なのである．
　1つの看護場面だけでも多くの学びを学生は獲得できるのだ．同じようにして，この時期の学生にとって難しくない範囲の多様な看護場面を視覚的な教材を使い見せることで，学生は今までの知識，能力を結集させて，看護の本質についても，看護過程についても，概念的で実践的な学びをすることが可能である．それは教える側の教員の投げかけ1つによって導かれてくる思考のたまものであり，この時期の学生にでも十分に理解できることでもある．

第Ⅱ章　看護過程；講義と演習の実際

　看護の本質と看護過程の関係を，概念的な定義だけで教えることには限界があり，たとえ，概念的な違いがわかったとしても，それが実際にどういうことなのか，どういう現象なのかが見えなければ，学生の学びはほとんどなきに等しい．

　看護過程の最初に，看護のフィロソフィー的な部分を学生が理解していくことによって，「なぜ看護過程なのか」を学生個々が考える，そういう機会を与えることが重要だと思う．そうすると学生は看護過程に関心を寄せるだろうし，何も考えないで良い看護はできないものだと，実感することになるのだと思う．

　さて，看護過程の中味に入っていくとすぐに飛び込んでくる重要な言葉，「健康」という概念を次に基本的に学生が理解することが必要となる．看護的な視点で「健康概念」を理解する，ということの意味を学生が考えていけるよう方向づけていくのである．

3）看護過程を学ぶうえで重要な「健康概念」の理解

　ここでは学生が看護過程のめざす地点，すなわち看護のゴールとしての位置づけである「健康の」概念を考える機会を与え，学生が「健康概念」を基本的に理解する講義を行う．

　学生が看護的な視点で「健康概念」を考えるために必要な材料は，「健康概念」についての一般的知識である．そのために，（1）健康という概念のルーツ，（2）健康という概念の意味合いは歴史的にどのような変遷を遂げてきたのか，（3）健康概念の分析としていくつかの異なった視点からの内容を提示する，さらに，（4）看護理論家は看護的な視点で健康概念をどのように位置づけているのか，などの知見をわかりやすく示す．そうすることで学生は看護のゴールとされている対象の健康という意味や，看護過程を用いながらこれからめざしていく対象の健康あるいは安寧を具体的に考える際の知識が豊富に提供され，考えを深めていくはずだ．

(1) 健康という概念のルーツ

　健康という概念の語源は，healthの〔heal〕は古代英語の〔hoelan〕から転化したものである．〔heal〕は〔make whole〕，つまり"完全にする"という意味がある[2]．いっぽう，ドイツ語の語源は，gesund-eheitの〔gesund〕が古代ドイツ語の〔gisunt〕，中世ドイツ語の〔gesunt〕から転化したものである．〔gesund〕は"外傷がなくなった"という意味である[3]．日本語では，健やか（スコヤマあるいはスクヤカ）がhealthに該当する．スクヤカのスクは，直という字で，"まっすぐに伸びて曲が

4　看護過程の土台

らない"，"スクスクと伸びて生長する"，動的な生命の進展を意味するようである[4]．

　語源から健康概念が完全な状態を意味すること，傷などがないこと，そして，まっすぐにスクスクと生長するというような意味合いがあることが伺われ，これらを提示して学生があらためて健康について考えてみる機会をもつことは大切であると考える．

(2) 健康という概念の意味合いは歴史的にどのような変遷を遂げてきたのか

　Health という言葉は共通に知られる言葉としては，おそらく1000A.D.までは存在していなかったようだ．Healthという言葉ではないが，考え方としては紀元前400年に古代ギリシャ・ヒポクラテスによって初めて公式化されたと言う[5]．そのときは，"…stated that human well-being was influenced by the totality of environment factors; living habits, quality of air, water and food" といったように[6]，人間にとっての安寧な状態であり，環境要因，生活習慣，空気の質，水と食べ物などが総合的に影響するというような意味合いが含まれていた．ここには現在でもなお通用する貴重な意味が含まれており驚くべきことである．17世紀のデカルト革命までは健康に対する全体論的な見方が持続していたが，デカルトが心身二元論を唱えてからは崩壊した[7]．すなわち，"疾病とは身体が機械的な故障を起こすことである"，そして，"その機械の修理が医師の仕事である"とされた．Healthに対して限定的なこの見方はその後20世紀まで存続した．

　1946年になって，世界保健機関（World Health Organization，以下WHO）がイギリス・アメリカを中心とした，かつての連合国グループによって結成された．WHOは世界保健大憲章の第一条で以下のように健康概念を定義した．すなわち，"Health is a state of completely physical, mental and social well being and not merely the absence of disease or infirmity（健康とは肉体的に精神的ならびに社会的に完全に良好な状態であって，単に疾病や虚弱がないということにとどまらない"と定められた[8]．

　以上のような健康概念の意味合いの経緯は，2000年現時点で看護が健康をどのように概念化していくかを考えるうえでは必要な知識であることを学生に正確に提示する必要がある．

(3) 健康概念の分析としていくつかの異なった視点からの内容を提示する

　過去の文献を見ると，健康概念についてはいくつかの異なる見方が存在していることがわかる．たとえば，Maslowは，"Health as absence of disease"という立

31

第Ⅱ章　看護過程；講義と演習の実際

場，つまり「疾病が無いことが健康」としている[9]．また，Parsonsは，"Health as role perfomance"という立場，つまり「人が病気であったとしても，彼が役割機能を十分果たせていれば健康だと見なされる」としている[10]．ここには社会的役割や課題を十分果たせれば健康と見なすという見方が存在している．いっぽう，Dubosは，"Health as adaptation"という立場，つまり，「人の健康を多様なライフイベンツに適応していく能力」としている[11]．看護領域の文献では，Jones & Meleisが，"Health as maximizing human potential"という立場，つまり「人間の持っている潜在能力を最大限に発揮した状態を健康」としている[12]．最後に変わった捉え方として，Mochは，"Health within illness"という立場，つまり「健康概念の中に病気を内包する」としている[13]．

　これら多様な健康概念の捉え方を学生に文献に基づいて提示することで，学生が健康概念について幅の広い見方で考えていけるように方向付けができていくと考える．

(4) 看護理論家は看護的な視点で健康概念をどのように位置づけているのか

　米国看護理論家は，独自の視点を反映させて自らの看護理論のなかで健康概念を位置づけている．これらの著明なものについては学生に示しながらわかりやすく説明し，看護が健康を全体論的にみようとしていることに気づきを与えることは有効である．

　かつて健康が疾病の無い状態，つまり細胞や器官に異常が無い状態という狭い捉え方をしていた．現在，慢性疾患患者や緩和ケアを受ける患者が急増しているなかで，疾病の無い状態を健康とするならば，ナースが目指す患者の健康な状態とはどうなってしまうのか．ナースが個々の患者の健康をどのように広い視野から見ることができるかどうか，これは非常に重要なポイントである．

　したがって，健康概念について学生が幅広くまたユニークな視点で考えることのできる材料が豊富に学生に提供されることが重要である．

　表7に，米国看護理論家の健康概念の考え方と特徴をあげてみた[14]．まず，オレムはセルフケア概念を中心に理論を組み立てている．健康概念をオレムがどのように位置づけて定義しているかを見てみると，健康とはセルフケアできること，という意味で健康概念とセルフケア概念はほとんど同義に解釈できる．また，健康とはセルフケア不足がない状態となる．オレムは健康概念とwell-being（安寧）という概念を必ず取り上げているが，健康概念を対象に共通に見られる，そういう意味では固定的な位置づけにおき，安寧を個々の対象によって流動的に解せる，

4 看護過程の土台

表7 米国看護理論家がとらえる健康という概念

	理論家	健康に関連する考え方	特徴
1	ドロセア・オレム	1) 健康とself-careが同義と見られる 2) 健康とは，self-care deficitがないこと 3) 健康とは別の意味を持つ概念，well-beingもあげている(前者は固定的，後者は流動的)	self-care deficitを補完的に補う(補完が重視)
2	カリスタ・ロイ	1) 健康と適応が同義と見られる 2) 適応メカニズムで恒常性を保持していること 3) 適応様式が適応を促進する 4) 連続線上に死～最高の健康を置く	適応を妨害する刺激を操作，適応様式を促進させる(個人の力を重視)
3	マーサー・ロジャーズ	1) unitary human beingの科学化が焦点である 2) energy fieldが停滞していないこと，絶えずbecoming processを遂げていること，patternが常に複雑に多様に革新的に変化し続けていること，四次元的な時間枠・空間枠のperspective ＊健康という概念にこだわっていないし，もっと大きな枠で論を展開している	個人の力の不可思議さを重視，因果律ではない自然の力を重視 Rogers流サイエンスの構築
4	マーガレット・ニューマン	1) 意識の拡大としての健康 Health as an expanding consciousness (健康に対するパラダイム・シフト) 2) 意識は，時間，空間，運動の3次元の接点であり，意識＝人間とみる	医学のパラダイムを排除しきれている9つのパタンで人を見る新しい視点を作った

より幅を持たせた概念として位置づけているように思われる[15]．

　これに対してロイは，適応システムとしての人間及び適応という概念を中心に理論を組み立てているが，健康概念と適応概念を同義に見ていると考えられる[16]．いっぽう，マーサー・ロジャーズは，健康概念を理論の中で使用していないが，あえてロジャーズの言う看護の目指す方向とは，進化なのではないかと考える[17]．最後に，マーガレット・ニューマンは健康概念そのものを理論の中心に据えている．ニューマンの説く健康は，意識の拡大である．そして，この意識を時間，空間，運動という概念間の関係で捉えようとしている．ニューマンによれば健康は意識の拡大であり，意識こそが人間そのものである[18]．

　以上のような看護理論家による健康概念の捉え方は，看護独自の視点を濃厚に反映させている．疾患がない状態とか，臓器別に組織や細胞に異常を発見していくような，いわゆる「疾患モデル」ではなく，人間の健康を全体論的に捉えてい

第II章　看護過程；講義と演習の実際

くとする努力がここにしっかりと伺える．また，健康という概念には価値が内包されていないこと，常にプロセスとして捉えるあり様であり，静的で止まった状態ではないことが見えてくる．その人が生きている証として示されるものでもあるかもしれない．

　このような理論家の視点を2年次の学生に提示して説明していくのはやや困難ではあるが，事実存在しているこのような健康概念の定義を早い時期に学生に伝えることは思考の育成に何らかのポジティブな影響をもたらすものと著者は考えている．

　「看護的な視点」の意味は学生に容易にすぐにわかるものでもないが，ナースは対象の健康を疾患の有無のみならず，対象を全体論的にとらえようとする視点がなければ看護の視点で対象の健康問題は見えてこないのだ，ということに気づけばよいと思う．そのためにはこれらの知識を得ることは，学生が看護的な視点で対象の健康あるいは安寧を考えていうくうえで有用だ．

　もっとも，教える側の教員が，看護の本質や健康概念の周辺に存在している既存の知識，さらにはアップツウ・デイトに報告される最新文献から，新しい知識に精通して，学生にかみ砕いて理解しやすい形で示していくのには努力が必要となる．

5　事例を使用した看護過程

1）教材としての事例

　さて，ようやく看護過程本論に入っていくわけであるが，看護過程の展開を行う1回目の授業の1週間前に，学生にはペーパーペイシェントの1事例を配布し，これを熟読してくるように宿題を課す．実はこの事例がミソなのである．なぜなら事例は，学生が頭でっかちにモノを表面的に考えるのではなく，生身の人間に対して，1つひとつのことがらを着実に現実的に具体的に考える材料となるからだ．しかし，そのための事例はできるかぎりリアリティを反映させたものでなければならず，要約され過ぎていたり，まとめあげられているような事例は学生の思考を育む教材にはなり得ないと考えている．著者は，事例の鉄則は，a. 事例T氏（仮称）の事実に基づいた言動・行動は経時的に豊富にしかも正確に含まれていること，b. 事例T氏の医学的情報は経時的に豊富にしかも正確に含まれていること，c. 事例T氏に対する医療従事者（とりわけナース）の記録は経時的に含まれていること，だと考えている．すなわち現実を反映させている事例であり，

5 事例を使用した看護過程

表8 ペーパーペイシェントの一部（このほかに，検査結果や経過記録表，看護記録などが配布される）

患者：T氏，52歳，女性．
内科病棟入院：平成○年7月19日．
主訴：両手，膝，脊髄の疼痛および倦怠感．
診断名：潰瘍性大腸炎，胃潰瘍，多発性関節炎，右下腹ヘルニア．
現病歴：平成○年6月9日，右膝に水がたまり，外科受診．穿刺施行する．6月20日，今度は両方の膝に水がたまり，再度穿刺施行する．このとき，外科外来の医師より内科的なものかもしれないので，内科の医師を紹介される．内科受診後，疼痛も出ており精密検査が必要であるとのことで，入院となる．
既往歴：3歳　腎臓疾患（約1年くらい）．
　　　　　6歳　急性大腸炎．
　　　　　14歳　肋膜炎．
　　　　　15歳　虫垂炎にて手術（腹膜炎併発にて4カ月入院）．
　　　　　16歳　腸癒着にて手術（半年後，再度癒着し再手術）．
　　　　　20歳　肺浸潤．
　　　　　40歳ころ　40℃くらいの発熱が2～3か月に1回出て，1日で解熱するというパターンが45歳ころまで続くが，特に治療は受けていない．
　　　　　42歳から現在まで　直腸潰瘍といわれ，計3回外科に入院．
　　　　　50歳から現在まで　発熱の後，血便があり，また膝に水がたまりはじめ，外科外来に通院．
家族背景：父親は67歳のとき胃癌にて死亡，母親は生存，4人兄弟の次女（あまり見舞いがない．母親は現在，九州にいる）．実家は九州である．結婚歴はなく，現在はアパートに一人暮らしである．
職業：飲食店経営（スナックを経営していたが，現在は休業中）．
趣味：旅行や観劇．
嗜好品：タバコ10本/日．半年前までは水割り3～5杯/日．
経済状態：健康保険は国民健康保険．特別疾患手当て（額は不明）を受けている．医療相談室に生活保護の話に行くように勧められるが，行っていない．

〈入院中の記録より〉
病態像：外来通院中，プレドニン® 20 mg内服し，寛解期の状態であった．平成○年6月はじめころ，右膝関節部の腫脹あり穿刺を受けるが，再び両膝の関節腔に滲出液の貯留が見られた．内科的な治療・検査が必要といわれ，今回入院となった．
　入院時，両手指末節・手掌の紅斑，両膝の腫脹と関節痛があり，多発性関節炎の症状が著明であった．CRP陰性，WBC8,800，ESR7で，上記症状は，潰瘍性大腸炎に合併した関節炎と考えられた．
　8月20日，注腸の結果，活動型の様相を思わせる所見は見られなかった．以後，プレドニンの漸減が行なわれた．
　9月初旬，胃潰瘍を合併し，ステロイド剤の服用を続けながら，抗潰瘍薬による治療が行なわれた．9月半ばには右下腹ヘルニアが出現し，外科受診する．ステロイド剤服用中ということもあり，手術は不可能ということであった．
　排便のコントロールとヘルニア突出時に整復が行なわれ，痛みは軽減した．9月半ばころより，尿量の減少が著しく，泌尿器科外来を受診し，精密検査をしたが，重大な障害がないので経過観察ということであった．ラシックス® 80 mg/日服用し，尿量1000 ml/日であったが，このころより顔面の浮腫が見られるようになった（ムーンフェイスもあった）．潰瘍性大腸炎の悪化はなく，リンデロン® 1.0 mg/日となったところで，退院が予定された．
要約：（医師の退院時の要約から抜粋）両側手指末節と手掌に紅斑著明．右膝Ergap（右膝関節腫瘍約10 ml穿刺にて排液）などがあり，多発性関節炎の症状著明．しかしCRPなど陰性が1＋になったが，炎症状態はごく軽微，ステロイド薬としてはプレドニン20 mg/日を長期服用しているので，これをコントロールしていくことを第一の目的とした．治療の結果，プレドニン12.5 mg/日となってきた．
　9月中旬ころより尿量減少著しく，ラシックスにて排尿を促す．ラシックス静脈注射にて意識混濁を呈する．腎機能検査を泌尿器科に依頼したところ，診断は特定できないが重大な障害ではないとのこと．

出典　黒田裕子：看護診断を実践に活かす，59-61，看護の科学社，1998．（一部改変）

　データは無味乾燥状態で，それらに対して学生が考えをすすめていかなければ何1つ判断できないほどの事実データがあればあるほどよい事例と言えるだろう．
　ちなみにT氏の事例は，今回の入院時主訴，現病歴，既往歴，そして，今回の

第Ⅱ章　看護過程；講義と演習の実際

　入院した時点9月1日～9月25日までの看護記録のデータ，ちょうどこの時期に看護学生が受け持っていたために，学生の記録物から抜粋し作成したデータ，これに体温表，臨床検査データ，病態生理や治療の経過を示した医学データなどが盛り込まれている．

　これから展開する看護過程での学びをこの事例が決めるといっても過言ではないが，一方でこうしたよい教材となる事例づくりに教員は頭が痛いだろう．著者も頭を悩ませている1人である．事例を作るうえでの重要な材料として，実習中に学生が受け持たせていただく患者さん，および学生のデータを参考にしながら，しかも倫理的な問題が生じないように取り組んでいる．

2）学生への意識づけ

　さて，やや横道にそれたが本論に戻ろう．

　とにかく学生は，事例を読んで授業に参加する．熟読までには至らないが，各々わからない箇所に印を入れたりして工夫してくる．もちろん質問や疑問も多くかかえている．

　この時点で学生は，「看護過程をどう使うか」は何もわかっていないが，「これからこのT氏に対して看護過程を展開していくのだ……」との動機づけは高まっている．

　これまでの授業のなかで，「看護過程は看護実践の方法である」と位置づけてきた．具体的な展開をここから始めていくことになるが，著者は以下のような説明をしながら，看護過程の4つの段階に順にふれていくことにしている．

　「Tさんは，それまで健康な日々を暮らしていましたが，ある日ある疾患に罹患してしまい，検査や治療のために入院せざるをえなくなります．つまり，わたしたち看護者，あるいは医療者の援助を必要とするような状態，そういう健康レベルに陥ってしまうわけです．看護者はある意味で健康上何らかの問題を持っている対象に対して援助を提供していく専門職です．しかしながら，人はみな多様な存在であり，同じ疾患に罹患してもその病気体験はみな個別的で多様です．そこで，私たちは1人ひとりに対して，まずはその人をよく知り，そして病気の体験を全体論的な視点からとらえていく必要があります」

　すなわち，疾患名や症状からだけでなく，その人を知るためには，あらゆるデータベースからその人を全体論的にとらえていく必要があるということを意識づけしたうえで，まずは，第1段階の情報収集を学習する．

5 事例を使用した看護過程

　ところで，著者は，後述する看護過程の各段階の終了ごとに，学生が指導教員と個別面接をし，フィードバックを受けられる体制（1人の授業担当のほかに，学生個々にかかわれる指導教員が計3～4名は必要）をとっている．なぜならば，学生は段階ごとに達成度について，個々が評価を受ける必要があるからである．学生は，どこが，なぜ達成できなかったのかを丁寧に指導され，その都度，修正・追加をしていく必要があるからであり，またそれが行わなければ次の段階へと思考をつなげることもできないからである．

3）演習指導の実際
(1) 第1段階：情報収集（2/11コマ使用する：残り9コマ）

　まずは，看護の対象である人を全体論的にとらえようとするとき，どのようなデータが，なぜ必要とされるのだろうかを学生が主体的に考えられるようにするところからはじめる．学生はT氏の事例を参考にしながら，以下のようなデータベースが必要だと答える．

　たとえば，①疾患に付随するデータ：病態生理，臨床検査内容とその結果の経過，治療内容，治療方針など，②その人の生活状態を知るうえで重要なデータ：ライフスタイルあるいは生活習慣（食事，睡眠，排泄，趣味や嗜好品など），家族背景，同居家族，家庭内役割，社会的役割，経済状態，交友関係あるいは人間関係などである．

　学生のなかには，T氏が入院中の事例なので，入院中のデータばかりに注目するあまり，T氏の生活に目がいかない者もある．そういう場合は，入院という状態がT氏にとってどういう状態なのかを考えるように方向付け，T氏の本来の姿をイメージしてもらうことで，上記の②は必ず引き出されてくるだろう．

　先に教員が講義式にデータベースの範囲や深さを示して見せるのではなく，学生に「わたしたちは，対象であるその人を全体論的な視点で知ろうとするときに，どのようなデータを得る必要があると思いますか？　T氏の事例を頭にイメージしながら考えてみましょう．あなた自身のことを自分の事例としてもいいですよ……」と問いを投げかけ，自由に答えてもらうようにする．間違っていてもいいのだ．ここでは学生自身が「ナースがその人を知り，看護していくうえで必要なデータベースとは？」を見い出せるように方向づけられていくことが教員の目指す目的なのである．このプロセスを体験しなければ情報収集の学習の意味はない．単に与えられた空欄をうめていく学習は学生に何の動機づけも与えない．なぜこ

第II章　看護過程；講義と演習の実際

のデータが必要なのかを学生自身が理解しながら1つひとつ着実にデータを自分のものとしていくことが重要なのである．

①データベース記録用紙への記述

　もちろん学生が答えたデータだけでは不十分な場合もある．そこで教員は基本的なデータベースを記録する用紙を2種類学生に示しながら，この範囲のデータは医療従事者として患者の基礎部分を知るためには得る必要があることを説くことで知識の範囲や深さの補いをする必要がある．そして，先の熟読してきた事例課題をもとに，これらの用紙にT氏のデータの整理をするよう指示し，一定時間をかけて個人作業を課す．この個人作業は，学生自身の頭で考えることには医学知識のうえで限界がある．そこで自由に図書館などに行って文献を調べながら取り組めるように指示する．

　まず**表9**は医学情報用紙で，B4判横型の用紙に主訴，現病歴，既往歴だけは項目欄を設けた．医学情報に関しては，学生自身が必要性を考えたうえで，どう使おうと自由としている．**表10**には学生が記入した例を示した．

　学生のなかには，T氏の疾患（潰瘍性大腸炎）の一般的解説のみを本の丸写しや複写状態で書く者もいる．このような場合，とにかく一般論ではなく，"T氏"の病態整理や臨床検査結果の経過とその意味，受けている治療内容と方針など，あくまでもT氏のデータであることを焦点にするよう方向づける必要がある．臨床検査値の推移についてもT氏の場合でどうなのか，異常値には注目し，それらを解釈した結果も含める必要がある．時には，病巣部分の図を書いたり，解剖生理の図を書いたり，学生自身が，患者の疾患について，治療について理解できるように働きかけを行う．

　一方，**表11**はプロフィール用紙と名づけているが，これもB4判縦型の記録用紙である．できるかぎり学生自身が考えて書けるよう，項目欄は抽象度の高い用語とした．「先生，ここは何を書くんですか？」などと聞いてきた場合，「何を書くところなのか，それはなぜなのかをあなた自身が考えられるように作ったのですから，あなたが考える必要があるのですよ」と答えることにしている．プロフィール用紙の場合，「正解はない」といっても過言ではない．与えられたペーパーペイシェントから学生がとらえるすべてのプロフィールを書く作業となる．下手に項目を設けると，その項目に埋めればよいのだ，ということになってしまい，学生の思考を育成するどころか，項目が無ければプロフィールを考えることができなくなってしまう．そこで出来る限り空欄として，学生が考えながら書く

5 事例を使用した看護過程

表9 医学情報用紙（病態生理に関すること、臨床検査データなど）

<現在の主訴>		
<既往歴>	<現病歴>	

第Ⅱ章　看護過程；講義と演習の実際

表10　医学情報用の記述例

〈現在の主訴〉
両手・両膝の疼痛．
右手背の浮腫とそれによる痛み．
顔面の浮腫感，倦怠感．
軽度の残尿感．
ヘルニア突出による痛み．
腹部膨満感など．

〈既往歴〉
3歳　　　腎臓疾患（約1年くらい）
6歳　　　急性大腸炎
14歳　　肋膜炎
15歳　　虫垂炎にて手術
16歳　　腸瘡着
20歳　　肺浸潤
40〜45歳　2〜3か月ごとの発熱（40℃）
42歳→現在　直腸潰瘍により3回外科入院
50歳→現在　発熱・血便両膝関節部の水の貯留

〈現病歴〉
通院中　　プレドニン® 20 mg内服し，水の貯留などの症状は寛解期にある．
H○.6.9　右膝に水が貯留．外科受診にて穿刺施行される．
H○.6.20　両膝に水が貯留，再度穿刺受ける．原因究明のため内科受診をすすめられる．
　　　　内科受診後，精密検査のため入院．検査の結果，潰瘍性大腸炎による関節炎と考えられた．
H○.9月初旬　胃潰瘍合併
H○.9月半ば　右下腹ヘルニア出現，尿量減少→ラシックス®服用．

50歳ころ　発熱後，血便がある．同時に膝に水の貯留

現在　　外科受診・プレドニン処方・内服
（52歳）　　　　　　　　　↑抗炎症薬
　　　　症状は寛解期

H○.6.9　右膝に水貯留，穿刺術を外科外来にて受ける．
H○.6.20　両膝に水貯留，再度穿刺術受ける．
　　　　内科系疾患を疑われ，内科受診をすすめられる．
　　　　　　↑
　　　　内科受診後，精密検査のため入院

入院時　多発性関節炎の症状が著明（両手指節・手掌の紅斑，両膝の腫脹と関節痛など）
　　　　おもな検査結果：CRP陰性，WBC8,800，ESR7
　　　　　　　　　　　　　↑プレドニン内服の影響か？
　　　　　　　炎症の程度と治療効果を知るためには有用．
　　　　潰瘍性大腸炎に合併した関節炎と診断される．
　　　　（おもな症状：下痢・血便・粘血便などの便通異常，腹痛・蠕動不穏などの腹部症状）
　　　　　　　　　　　　　　　　　　　　　　　↑レシカルボン®処方

H○.8.20　注腸の結果，活動型の様相なし．プレドニンの漸減．
　　　　　↑注腸造影法　　　　　　　　　ESR上昇．10/6時には18．

H○.9初旬　胃潰瘍の合併→抗潰瘍薬による治療開始．
　　　　　　　　　　　　（コランチル® 1 g）

H○.9月半ば　右下腹ヘルニア出現→ステロイド剤服用中により手術不適応．→ヘルニア突出時に整腹が行われ痛みは軽減．
　　　　　　　　　　　　　　　　　↑ステロイド剤には，傷がなおりにくいという副作用あり．

H○.9月半ば　尿量減少，顔面浮腫
　　　　　（9/17：1200/日，9/20：550/日，9/24：400/日）
　　　　　ラシックス® 80 mg/日服用
　その他　腹部膨満，顔面浮腫，足背浮腫と痛みあり．
　9/25現在
・潰瘍性大腸炎の悪化はない．
　多発性関節炎の症状著明．CRP（1＋）となるが炎症状態はごく軽微．
　　　　　↓
　プレドニンコントロールを第1の目的
・尿量減少（9/25：500/日）
　　　　　↓
　診断は特定できないが，重大な障害ではない．
　　　　　↓
　経過観察

注）細字はすべて学生の記述

ことをねらう．

(2) 第2段階；アセスメント（3/11コマ使用，残り6コマ）

　先の情報収集の段階では主として医学情報とプロフィール情報にかぎって細かくデータを整理する作業に学生は取り組んだのである．まずは全体論的な視点から人をとらえることを目指して整理するように学生を方向付けていったが，今までの段階では学生はいまだ意味を深く追究して考えられてはいない．

　第2段階ではデータの意味解釈やもう一歩深い推論を指導する．

①アセスメントの意味理解を促す演習

　まず「アセスメント」とはどういう意味を持つのかを一定講義する必要がある．

5 事例を使用した看護過程

表11 プロフィール用紙

対象の氏名 （イニシャル）		年齢	性別	入院月日 退院月日

＊人口学的な変数（教育背景，職業と職位，家族構成と同居家族など）

＊日常の生活に関すること（生活習慣など）

＊社会的な役割や社会的な相互作用に関すること

＊その他

第Ⅱ章 看護過程；講義と演習の実際

　「アセスメント」とはどういう意味であるのか，具体的にどういうことなのかを理解できるように，別の事例を使用しながら取り組んでもらう演習をここでも取り入れる．ここではアセスメントとは・・ということに焦点を当てる．

　さて，事例は糖尿病と診断された男性35歳，Y氏（仮称）である（表12，表13，表14）．この事例についても先述したように，出来る限り事実を示すデータが多く盛り込まれている必要がある．ただし，ここでは看護過程の全体の展開でこの事例を使用するのではない．学生はこの事例をしっかりと読み参加しなければ講義が進まないので一定時間をかけて事例を読むように指示する．

　さて，学生には特に表14を見るように指示する．

　「表14にあるように，Y氏は入院する1年くらい前からのどが渇きやすく，尿量の多さにも気づいていたようです．何となく変だと思いながらもそのまま放置しておいた，とあります．当時の体重は94kgだったともあります．半年くらいまえより急に体重が減り始め（2〜3か月で14kg減），トイレに行く回数が増えた程でほかに自覚症状はなかったとあります」さて，その次の下線部分に注目するよう指示する．「①の下線部分を見て見ましょう．「①両親が糖尿病であり，大学生時代から太っていたし，友人からは必ず糖尿病になると言われていたので予感はしていたが，『インスリン注射をする』と言われるのが怖くてなかなか病院へ行く気にはなれなかった」とありますね．ここからY氏の行動が見える訳ですが，その行動の奥に潜んでいる意味，行動の意味を考えて見ましょう．つまり，その行動は何を意味しているのか，ということです．ここでは，「Y氏の行動の中でも重要な部分，「『インスリン注射をする』と言われるのが怖くてなかなか病院へ行く気にはなれなかった」という部分について考えてみましょう」と学生に問いを投げかけて考えてもらう．

　行動の裏に隠された意味を読みとるためには，学生はこの部分だけのデータのみならず，**表12**，**表13**に示されたデータなども参考にする．

　何か考えられた人は居ませんか？と学生に聞く．ある学生は「インスリンだけに限らず注射されるのがイヤなんじゃないんでしょうか」，別の学生は「既往歴のところに，Y氏が生来アレルギー体質で思春期を病院で過ごした，ってありますが，病院には懲りるようなことがこのときにあったのではないのでしょうか」，また別の学生は「父親が長年糖尿病を患って治療していた，とありますが，その父親が亡くなっていることも何か関係しているのではないでしょうか」と言うように，いくつか考えられることが学生からあがってくる．

5 事例を使用した看護過程

表12 アセスメントとは何か，を理解するためのY氏の事例

1．事例紹介
氏名：Yさん，年齢：35歳　性別：男性　診断名：糖尿病

2．家族歴
父親は60歳で死亡．長年，糖尿病を患い治療していたが，肝癌が直接の死因である．
母親は現在58歳で，数年前から糖尿病にかかり治療を行っており（過去2回の入院経験あり），薬物療法と食事療法を継続している．
兄弟は弟が2人おり（32歳と30歳），2人とも糖尿病ではない．次男はときどき内科の病院に行き内服薬治療を行っているようであるが，病名は聞いていない．

3．生育歴
東京の下町で生まれた．家業は小さなプレス加工の会社を営んでいたが（一時は数人の職人を雇っていた），数年前（父親が死亡したころ）に倒産した．本人は家業を継ぐ意志はなく，夜間の大学に通うころから喫茶店でアルバイトをしていた．夜間大学を卒業後も喫茶店に勤め（店は数回変わっている）現在まで続けている．客商売が好きで，今後もこの仕事を続けたいという．
友人は小児病院入院時代（中学時代）一緒に生活をした者が多く，現在の勤め先もその時の友人の家で経営しているところである．
趣味はとりたててはなく，動くことは嫌いで，休日はほとんどテレビをみたりパチンコをして過ごしている．
大学時代から東京・板橋区のアパートに一人暮らしであり，母親と弟（三男）が隣の区に一緒に住んでいる．
勤務時間は大体規則的で午前9時から午後7時ごろまでだが，ときにはお客と話がすすみ，深夜に帰宅することもある（勤めている店は夕方になるとアルコールも扱う）．食事は外食が多いが，朝・夕の食事はできるだけ自炊をするようにしている．もともと酒好きであるが（多いときはビール5本くらい，少ないときでもビール3本くらいである），自宅ではほとんど飲まず，友人や店のお客と飲むことが多い．

4．既往歴
生来アレルギー体質であり，小学校6年生で小児喘息になった．症状がなかなか改善しないため，中学校の1～2年次は都立の小児病院（院内に教育施設もあり学業も継続していた）で過ごした．当時は思春期であり，入院生活に適応していくために何回かつらい思いをした．そのため，糖尿病と診断されて最初に入院したときも，入院生活に適応するのは思いのほか早かった．

　教員は，「1つの行動にもその奥には意味が隠されている，ということがイメージ化できたでしょうか」とアセスメントの意味と関連させながら説明する．「アセスメントというのは，データからその意味を考えてみるという解釈を言います．また，解釈した結果，何らかの判断をくだします．この判断は暫定的な内容で良いのです．たとえば，Y氏の場合，なぜ受診行動がとれなかったのか，インスリン注射がイヤ，というのがありますが，これは1つの直接的な原因ではあると思えますが，これに関わらず，もしかしたらY氏は糖尿病であるかもしれないことを感じ，糖尿病から逃げようと，つまり自分を防衛しようとしていたのかもしれません．こういうようなひとまずの判断をする，これもアセスメントなのです．また，今は明確には見えないけれど，データから予測したりすることもできるかもしれません．たとえば，Y氏はこの先も病院を受診しないかもしれない，というようなことです．先のことを見通して予測する，これを推測とか推論とか

第Ⅱ章　看護過程；講義と演習の実際

表13　Y氏の入院中の症状検査データ，治療

	項目・内容	入院中
自覚症状など	自覚症状	口渇──▶ 体重減少──▶ （2〜3か月で14 kg減少） 多飲──▶ （3〜4 l/日）
	自己管理状況	できていない
	受診状況	はじめて受診して入院となる
検査データなど	血糖値　FBS　　　　（mg/dl） 食後2時間　　　　（mg/dl） HbA$_1$　　　　　（％） HbA$_{1c}$　　　　　（％） 尿糖　　　　　（空腹時） 尿ケトン体　　（空腹時） 血清脂質 　トリグリセリド（34 − 154 mg/dl） 　コレステロール（130 − 250 g/dl） 肥満度　　　　　　（±％） 合併症　　　　　　（有無） 体重　　　　　　　（kg）	291→78 344→95 14.7→9.7 ＃→±→− −→− 253→132 235→168 ＋47→＋7→＋6 大腿に発疹あり 94→69→68
治療	食事（kcal，規則性）	自由　1800 ──▶ 不規則
	運動（毎日の実施状態）	勤務時のみ，入院生活のみ
	薬物（種類，量/日）	ダイヤビニーズ （250 mg → 150 mg） 　ラスチノン　⑫ 　　　　　　（1.0 g）

という言葉で表現します．となると，アセスメントとは，解釈・判断・推理，推論ということを意味しているのです」と説明する．

　患者の行動を表しているデータを解釈・判断・推理，推論，つまり，アセスメントすることで，患者を知り理解するために必要なことが明確となっていくのである．そのことを学生は事例から体験できるのである，「アセスメントってそういうことなんだ」と実感することができる．事例が無ければ一般論としてしか講義できないので，具体性に乏しく，学生の理解が伴っていかない．

　「それでは，**表14**に示したもう1カ所の下線部分②を見てみましょう．同室の糖尿病患者には看護学生がついており，たびたび『糖尿病の指導』と称して話

5 事例を使用した看護過程

表14 Y氏に入院時，面接した内容

入院する1年くらい前から，喉が乾きやすく，すぐに水が飲みたくなり，尿量の多さに気づいていた．
何となく変だと思いながらもそのまま放置しておいた（当時の体重は94kg）．
半年くらい前から急に体重が減り始め（2～3か月で14kg減），トイレにいく回数が増えた程度で，他に自覚症状はなかった①両親が糖尿病であり，大学生時代から太っていたし，友人からは必ず糖尿病になると言われていたので予感はしていたが，「インシュリン注射をする」と言われるのが怖くてなかなか病院へ行く気にはならなかった．
母親に相談すると，母親が以前からN病院のY医師にかかっていたために勧められて，ようやく受診する気になった．外来の受診で検査を行いすぐに入院となったが，治療方針が出されるまでは「インシュリン注射」を行うのではないかと気になり怖かった．入院生活については2～3か月すればよくなり退院できるだろうと思っていたし，以前同じ病室に父親が入院していたので（その時はすでに外科病棟に転棟していた），同室の人ともすぐに親しくなれた．2日くらいは生活の違いにとまどって適応するのに大変だったが，同室者（6人部屋）は父親と親しかったせいもあり，かえって励まされた．
入院後の検査の結果，内服薬（ダイヤビニーズ）と食事（1800 kcal）療法の指示が出されたが具体的な説明もないので，指示された内容をできるだけ忠実に守るようにしていた．そのため，特別に心がけたり注意をすることもなく時間を持て余していたことと，「糖尿病」については興味があったため，自分で3冊の病気に関する本を購入して読んでみた．3冊の本もただ何となく読んだため，一時は解ったような気がしたが，後になってみると特に印象に残ることはなかった．
②同室の糖尿病患者には看護学生がついており，たびたび「糖尿病の指導」と称して話をしている場面をみて，自分にもしてほしいと思ったが，自ら看護婦や看護学生に声をかけることはしなかった．
病名を知らされた時もとりたてて動揺することもなく，インシュリンをしなくてよいと知った時はホッとした．主治医は毎日1回は顔をみせて，その時の変化などについて少々の話をしただけだが，家族の主治医でもあったため，任せておけばよくなるであろうという安心感があった．看護婦との接触はほとんどなく，特に受け持ちという看護婦もいなかったため，そのつど人がかわり「何か変化がないか」を問うだけで，じっくり話し合うこともなかった．
食事制限は特に苦痛ではなかったが，時々3度の食事ではもの足りず売店で菓子などを買って食べたこともあった．アルコールについては飲まずに我慢できたが，タバコは1日1箱までは吸ってよいと許可を得て吸っていた．
入院してからは隣の病棟に入院中の父親をたびたび見舞っていたが，2週目ごろに悪化し亡くなってしまった．その後は病院と家を往復する生活が続き，入院生活を苦痛と感じる暇はなかった．父親の死後は法要などのため再三外泊することになり，仕事のことや将来のことなどについてじっくり考えることもなかったが，以前の仕事にいつでも復帰できるという安心感があった．入院中は収入がなかったが，入院費の支払いは母親が10日ごとに会計にいき行っていたので，自分で行ったことはないし負担と感じてはおらず，すべて母親に任せていた．
見舞いには，いちばん下の弟が会社の帰りにたびたび寄り（以前から仲がよい），母親は週に1回程度（近くでパートの仕事をしていた）来た．その他は，古くからの友達（中学生時代からのつき合いで，現在の仕事の提供者）が時々来た．病気のことについては友達や母親に時々話をしており，自覚症や合併症もなく，社会からとり残されているような不安を感じたことは特になかった．
内服薬と食事制限を守っていたためか血糖値が安定し，退院時には内服薬も止め，できるだけ入院時のような食事をとることだけを注意され退院した．

をしている場面を見て，自分もしてほしいと思ったが，自ら看護婦や看護学生に声をかけることはしなかった，とありますね．なぜ，Y氏はこのような行動をとったのでしょうか」と再び学生に質問を投げかける．学生はデータをあちこち読みながら，一生懸命にY氏の行動の裏に隠されていることを知ろうとする．行動の奥にはY氏という人の特徴が読みとれる．ある学生は，「生育歴のところを見るとY氏はあまり社交的な方ではないと思います．交友関係も狭いようで親しい

第Ⅱ章　看護過程；講義と演習の実際

人は少なく，そういう意味でY氏は人とうまくコミュニケーションをとれるような方ではなく，どちらかと言うとおとなしい方のようなので，それで看護婦や看護学生に声をかけることができなかったのではないでしょうか」と指摘する．別の学生も「わたしも先の学生と同じような意見ですが，家族ともあまり親しくしているように思いません．休日などの行動範囲も狭いようですし，他者とは消極的な関係しかもっていないので，それで看護婦や看護学生に声をかけることができなかったのではないでしょうか」と先の学生と似たようなアセスメントを発表する．

　教員は「アセスメントには正解がある訳ではないのです．考える量が多ければ多いほど結果として患者に良いケアを導けるような計画が出てくると思います．学生が今一生懸命Y氏の行動の意味することを考えようとしている，それが大切なのです」と説明する．

　アセスメントは実は非常に難しい頭脳労働である．その人に関するいろいろなデータに基づいてよく考えてみる，ということを学ぶことがこのアセスメントの授業では重要となる．

　このように学生にとってわかりやすい事例を提供して，その中に書かれている患者の行動の何かに着目するように方向づけをしたうえで，その行動の意味に関する質問を投げかけるということを繰り返して行い，アセスメントを学生自身が体験することが最も効果のある学習手段だと考えている．

②アセスメントの枠組み

　さてアセスメントとは何か，ということが終われば，再び事例T氏の看護過程に戻ることになる．看護過程第2段階，アセスメントに入って行く．

　患者のアセスメントをしていく場合に，何も枠組みをもたずに行うのではなく，何らかの枠組み，しかも看護的な視点が内包されている枠組みをツールとして使用して行っていくということを一定学生に説明する．ただし，なぜアセスメントの枠組みが必要であるかを学生は知らない．その理由について説明することが必要である．

　「わたしたちはナースとして患者さんの健康をよりよい状態にするために看護援助していくことを目的としています．患者さんはどのような人であるのか，どのような健康を維持・増進していくうえでの問題を持っているのかをこれから考えていく訳です．人間の健康に関係する専門職を目指すわたしたちは，患者さんのどのようなデータを得る必要があるのか，ということを考えて見ましょう．つ

5　事例を使用した看護過程

まり，看護の視点で人間を見る場合，いったいどのようなデータが必要なのかを考えるのです．そうすると，何らかの疾患に罹患し，何らかの症状を呈している患者さんは，基本的な欲求を満たすことにも問題を抱えて，苦労しているかもしれません．食事，排泄，もっと基本的には呼吸や循環など，どうなっているのでしょうか…これをまとめると身体的な側面に関してのデータは必要ですね．いっぽう，患者さんは特定の疾患に罹患し，症状を体験する中で，何か悪い病気に罹ってしまったのではないか，治療はスムーズにできるのだろうか，家族に迷惑をかけるんじゃないか，等々，不安を感じたり悩んだりしていると推測できますね．このようなデータは患者さんの心理的な側面のデータということになりますね．またそのいっぽうで，ある社会的な役割，たとえば，学校の教員をしていたとしたら，検査や治療のために学校を休まないといけない事態に遭遇します．職場に行けず，社会的な役割を達成することがしばらくは困難になるでしょう．また，家庭の中における役割にしても同様です．このようなデータは患者さんの社会的な側面のデータということになりますね．つまり，わたしたちが患者さんを知るためには，身体的，心理的，社会的な側面に関するデータが必要ということになります．患者さんはこれらの側面を統合させて存在しているのです．すべてが１人の人間の体験であり，分けがたい側面なのです」

　というような内容で，学生は患者さんを知っていくために，全体論的な視点でのデータが必要なのだということを理解することになろう．身体的な側面だけ知ることではなく，身体－心理－社会的な側面を統合した，１人の人間として理解していく必要性に気づけるよう，指導していくことが重要である．

　さて，著者は，アセスメントの枠組みとして，人とその環境の相互作用の次元から９パターンに健康問題に対する反応を分類している NANDA のタキソノミーⅠからヒントを得て作成した．**表15**には NANDA のタキソノミーⅠの９つのパターンを定義と共に示した[19]（＊文献 19）より抜粋し，著者訳す）．

　各９つのパターンで，どのようなデータをアセスメントするのかを解説したものが**表16**である[20]．これらを学生に「アセスメントのガイドライン」として配布し，学生に解説している．

　「９つのパターンの中でも，身体的な側面については，交換の６項目，つまり，栄養，免疫・感染・体温・神経などの身体的調節，排泄，循環，酸素化，身体的統合性，それと，活動，そして伝達の３つのパターンです．関係は，社会的な相互作用や役割に関すること，そして選択は保健医療行動の選択ということで，こ

第Ⅱ章　看護過程；講義と演習の実際

表15　NANDAタキソノミーⅠの9パターンの定義[19]

人間の反応パターン(ABC順)	定義
Choosing：選択	・多くの選択肢のなかから選ぶこと ・人が自由でいられる事柄については好みを選ぶ，あるいは，好みを用いる行為 ・進行(方向)に応じて決定すること ・心の傾きに応じて決めること
Communicating：伝達	・話し合いをすること ・思考や感情や情報を，内的にあるいは外的に，言語的にあるいは非言語的に，伝えたり与えたり伝達すること
Exchanging：交換	・何かを受けとる一方で，何かを与え，放出し，失うこと ・1つの要素を別の要素に置き換えること ・与え，受け取る相互の行為
Feeling：感覚－感情	・意識，感じ，理解や感覚を経験すること ・事実，出来事，あるいは状態によって意識的に，あるいは情緒的に影響を受けること
Knowing：認識	・ものや人を認識し，認めること ・経験，あるいは情報や報告を通して，親しむこと ・観察，探求，あるいは情報を通して何かを知ること ・事実の体系，原理，あるいは行為の方法に通じること ・理解すること
Moving：運動	・身体の場所や姿勢，あるいは身体の諸部分を変化させること ・動作をとったり，維持すること ・分泌や排泄を刺激すること ・行為への衝動や何かをすること ・活動すること
Perceiving：知覚・認知	・心を理解すること ・感覚によって気づくこと ・観察しても見えない，あるいは存在していないものを理解すること ・十分に，あるいは適切にとらえること
Relating：関係	・接触をもつこと ・あいだにつながりを結ぶこと ・他の物，人，あるいは場所に何か関連をもつこと ・事物とのあいだで影響を被ること，あるいは無理に押しつけられること
Valuing：価値	・〜について関心があることや気づかうこと ・値打ち，あるいは価値 ・物事の相対的な状態，あるいはそれの実際，あるいは仮定された価値や有用性，あるいは重要性に準じてあてがわれる見積り ・人や物とのつながりについてその人の意見 ・重要であると見なすこと

5　事例を使用した看護過程

表16-1　交換−栄養

アセスメントするためのデータ

客観的なデータ（観察・測定による）	主観的データ（対象者自身の言葉による）
・身長と体重（肥満度やるいそう度） ・栄養状態を示す部位の観察 　頭髪 　頭皮 　爪 　粘膜 　皮膚 　歯 ・1日の食事摂取量（総kcal，栄養素など） ・栄養状態に影響を及ぼす症状などの観察 　嘔吐 　嘔気 　食欲不振 　痛み 　アレルギー 　消化器系の諸症状 　排泄状態 　歯の状態 ・栄養状態に影響を及ぼすその他の観察 　服薬 　輸液 　注射薬 　環境 ・以下の検査値 　ヘモグロビン 　血清アルブミン 　血清鉄 　リンパ球 　甲状腺機能 　血清コレステロール 　中性脂肪 　血清蛋白	・栄養状態に関係する症状の訴え ・栄養状態に関係する言動 ・栄養状態に関係する過去の体験など

表16-2　交換−身体的調節（免疫・感染・体温・神経）

アセスメントするためのデータ

客観的なデータ（観察・測定による）	主観的データ（対象者自身の言葉による）
・バイタルサイン（KT，BP，P，R） ・身体的調節を示す部位の観察 　皮膚（特に創の有無） 　爪 　粘膜（特に口腔や陰部） ・身体的調節に影響を及ぼす症状などの観察 　悪寒戦慄 　チアノーゼ 　顔面蒼白 　発熱 　発汗 　脱水 　全身倦怠感 　不定愁訴 ・身体的調節に影響を及ぼすその他の観察 　輸液・フォーレなどのルート類 　服薬 　注射薬（抗生物質に注意） 　栄養状態 　清潔 　環境 ・以下の検査値 　白血球 　ヘモグロビン 　血沈 　免疫グロブリン 　細菌培養	・身体的調節に関係する症状の訴え ・身体的調節に関係する言動 ・身体的調節に関係する過去の体験など

第Ⅱ章 看護過程；講義と演習の実際

表16-3 交換…排泄状態

アセスメントするためのデータ	
客観的なデータ （観察・測定による）	**主観的データ** （対象者自身の言葉による）
・排便および排尿状態の観察 　性状 　回数（時間間隔，定期性） 　便意 　排出時の痛みの有無 　残便・残尿感の有無と量 ・排便および排尿状態に影響を及ぼす症状などの観察 　消化管の機能に関するもの 　　腸蠕動 　　腹部膨満 　　排ガス 　腎機能に関するもの 　食事摂取に関するもの 　水分摂取に関するもの 　括約筋に影響するもの 　腹筋 　痔核・脱肛など外傷性のもの ・排便および排尿状態に影響を及ぼすその他の観察 　服薬（緩下剤，利尿剤など） 　輸液 　注射薬 　環境 　排泄の習慣 　日常生活活動のレベル ・以下の検査値 　〈排便〉　　〈排尿〉 　潜血反応　　簡易尿検査 　細菌培養　　細菌培養 　虫卵検査　　クレアチン 　腹部エコー　尿素窒素 　バリウム検査　腹部エコー	・排便および排尿状態を示す症状の訴え ・排便および排尿状態に関係する言動 ・排便および排尿状態に関係する過去の体験など

表16-4 交換…循環状態

アセスメントするためのデータ	
客観的なデータ （観察・測定による）	**主観的データ** （対象者自身の言葉による）
・循環動態を示す部位の観察 　末梢循環（皮膚の色・体温・弾力性） 　末梢動脈の触知（上腕，橈骨，大腿，膝下，足背） ・循環動態を示す症状などの観察 　バイタル・サイン 　　特に心音，心雑音，呼吸 　全身の浮腫 　ウォーターバランス 　全身倦怠感や衰弱感 ・循環に影響する症状などの観察 　アンバランスを引き起こすもの 　　嘔吐，下痢，多尿，発汗，ドレナージ，発熱，脱水など 　意識レベルの低下 　浮腫 ・循環動態を示すその他の観察 　服薬 　輸液 　注射薬 　精神状態 ・以下の検査値 　心電図 　心機能各種検査 　各種血清電解質 　尿量と尿比重 　動脈血液ガス 　赤血球 　ヘモグロビン 　ヘマトクリット 　CT 　MRI	・循環動態に関係する症状の訴え 　〈例〉息苦しい 　　めまいがある 　　はれぼったい 　　咳こみが強い 　　落ち着かない 　　手足が冷たい 　　皮膚が乾燥している 　　身体がだるい ・循環動態に関係する言動 ・循環動態に関係する既往など

5 事例を使用した看護過程

表16-5 交換…酸素化

アセスメントするためのデータ	
客観的なデータ （観察・測定による）	主観的データ （対象者自身の言葉による）
・呼吸の観察 　数，リズム，深さ，音， 　種類 ・呼吸に影響する痰・咳の観察 ・呼吸状態を示す症状の観察 　呼吸困難 　息切れ 　チアノーゼ 　咳嗽 　胸郭運動 ・呼吸器系の機能の検査 　動脈血液ガス 　各種肺機能検査	・呼吸に関係する症状の訴え 〈例〉息苦しい 　　　痰がつまる 　　　咳がとまらない 　　　喉が痛い 　　　胸が苦しい ・呼吸に関係する言動 ・呼吸に関係する既往など

表16-6 交換…身体的統合性

アセスメントするためのデータ	
客観的なデータ （観察・測定による）	主観的データ （対象者自身の言葉による）
・環境のなかに潜在，顕在する危険性に関係するもの ・感染に対する潜在的抵抗力 ・生体への危険を予防するために必要な身体的，精神的な能力に関するもの ・合併症を起こす確率の高い要因に関するもの	・身体統合性に関係する訴え 〈例〉もともと身体が弱い 　　　病気になりやすい 　　　抵抗力がない 　　　身体に悪い環境である 　　　すぐに熱が出てしまう 　　　疲れやすい 　　　ころびやすい

＊身体的統合性とは，危険（物理的な危険，誤嚥，予防，抵抗力）から身を守ることのできる全体的な統合能力のことを指している

れらは社会的な側面のパターンです．価値は，その人の価値・信念に関するものです．知覚・認知，感情，理解については心理的な側面のパターンです．とりわけ，知覚・認知は，自己概念つまりボディイメージを含めて，自分自身をどのように見ているのか，ということが中心です．また，感情は疼痛や不安が含まれています．理解は，知的な情報の認識の程度を含んでいます．これら9つのパターンという窓から，1人の人間を分析的にアセスメントしてみようとするのです」

　このガイドラインを用いながら学生は先述した事例T氏のデータをパターンごとに分類することになる．そして，パターンごとに集められたデータの解釈・判断・推理，推論に取り組むよう指導するのである．その際，アセスメントの時点を設定しておかなければならない．T氏の事例は，先述したように9月1日～9月25日まで含められている．含められたすべてのデータを使用してアセスメントする必要があるので，アセスメントの時点は9月25日と設定する．

　ところで一般にアセスメントの枠組みとしてよく使われているものにゴードンの機能的健康パターンの11項目[21]，ヘンダーソンの看護の基本となる14項目[22]，あるいはロイ[23]やアブデラ[24]などの考え方を基礎において，アセスメントの枠組みを作成している場合もあろう．著者も試行錯誤を繰り返しながら，このNANDAのタキソノミーIの9パターンを用いている．しかし，現在のところNANDA看護診断分類を特定の健康問題の反応部分に使うように指導しているわけではない．したがってこの9つのパターンのアセスメント枠組みが学生にとっ

第Ⅱ章　看護過程；講義と演習の実際

表16-7　運動

アセスメントするためのデータ	
客観的なデータ（観察・測定による）	**主観的データ**（対象者自身の言葉による）
・身長と体重（筋や骨格系の負担） ・運動の機能の観察 　楽な体位の取り方 　日常生活活動 　歩行状態 　四肢や関節の可動域 　1日の生活のパターン 　筋・骨格系の機能 ・運動に影響を及ぼす症状などの観察 　関節や筋肉の痛みや腫脹 　筋の異常（麻痺、脱力感、攣縮、拘縮、変形） 　運動の質と量 　睡眠や休養の質と量 　全身倦怠感 　疲労感 　集中力 ・運動に影響を及ぼすその他の観察 　服薬などの影響 　生活環境 　社会的な相互作用 　地位や役割 　既往歴 　意欲 ・ADL評価 ・可動域の測定 ・歩行状態の評価	・運動機能を示す症状の訴え 　筋や骨格系の苦痛 　睡眠不足など 　疲労感 　全身倦怠感 　注意力 　抑うつ ・運動機能に関係する言動 〈例〉疲れる 　　　消耗している 　　　意欲がない 　　　寝不足 　　　動くのが困難 　　　細かい動作ができない ・運動機能に関係する過去の体験や習慣など

表16-8　関係

アセスメントするためのデータ	
客観的なデータ（観察・測定による）	**主観的データ**（対象者自身の言葉による）
・生まれた国の文化的な背景や社会的規範（多くの人々に暗黙のものとして認められているような範囲） ・年齢（心理社会的な発達課題が理論的には特定される） ・性別（性役割が理論的には特定される） ・家族背景（同居している家族、別居している家族） ・職業（職位も含む） ・面会者（種類や頻度も含む） ＊上記は、客観的に観察できるデータであるという意味である	＊可能な場合は、以下の問いかけをしてデータを引き出すことが望ましい（もちろん、対象者の側から自発的に相談してくる場合もある） 1)家族内での役割 ・家族のなかでどのような役割を担っているか ・現在、その役割は障害されていないか ・それに対してどのように対処しているか ・役割の変更があるか ・変更に際して困難はないか 2)社会的役割(仕事など)について ・職場のなかでどのような役割を担っているか ・現在、その役割は障害されていないか ・それに対してどのように対処しているか ・役割の変更があるか ・変更に際して困難はないか 3)社会的役割(地域社会など)について ・どのような役割を担っているか ・現在、その役割は障害されていないか ・それに対してどのように対処しているか ・役割の変更があるか ・変更に際して困難はないか 4)重要他者(患者にとって最も重要な人)について ・誰か ・どのようなサポートが得られているか ・期待とのギャップはないか ・物理的な関係距離 5)性的な関係 ・性的な関係は満たされているか ・性的な関係に障害はないか ・障害がある場合、その対処はできているか 6)家族内のダイナミックス ・家族内はうまく機能しているか ・家族内では感情が表出できているか ・家族の結びつきは良好であるか 7)社会的相互作用 ・職場や友人などとの人間関係はうまく機能しているか ・近所の人々、近隣者との関係はうまく機能しているか ・期待するサポートが得られているか

5 事例を使用した看護過程

表16-9 伝達…メッセージの送り出しに関する人間の反応パターン	
アセスメントするためのデータ	
客観的なデータ (観察・測定による)	主観的データ (対象者自身の言葉による)
・言語機能 ・言語表現能力 ・非言語表現能力 以下の参加観察をする ・他者との意思疎通場面でのかかわり ・表現したいことは何か ・表現したいことをどの程度,誰に,どのように表現しているか ・会話をスムーズにしている因子の観察あるいは抑制,障害となる因子の観察 第三者からの情報を得る ・会話がスムーズにできているか ・意思の疎通がスムーズにできているか	＊可能な場合は,以下の問いかけをしてデータを引き出すことも望ましい(もちろん患者の側から自発的に相談してくる場合もある) 1)言葉を使って他者に意思を伝えることができるかどうか 2)上記1)に困難があるとする場合,具体的にどのような困難があるか 3)言葉を発さなくても,その他の手段を使って他者に意思を伝えることができるかどうか 4)上記3)に困難があるとする場合,具体的にどのような困難があるか 5)表現が自由にできているかどうか 6)上記5)に困難があるとする場合,具体的にどのような困難があるか

表16-10 知覚認知…受けとめに関する人間の反応パターン	
アセスメントするためのデータ	
客観的なデータ (観察・測定による)	主観的データ (対象者自身の言葉による)
・知覚(知覚・聴覚・運動覚・味覚・触覚・臭覚)の観察 ・認知の観察 　理解力 　判断力 　情緒	＊可能な場合は,以下の問いかけをしてデータを引き出すことが望ましい(もちろん,患者の側から自発的に相談してくる場合もある) 1)自分自身に関する受けとめ ・自分をどのように見ているか ・自分の身体をどのように見ているか ・自分は他者からどのように見られていると感じているか ・自分自身の価値をどのように見ているか ・自分の見ている自分と他者の見ている自分とのギャップはあるとするかどうか 2)自分の人生に対する受けとめ ・自分の人生をどのように見ているか ・自分の人生に対する期待や課題 3)今後の自分の人生 ・何とかして自分の人生をコントロールしていこうとしているか ・自分の人生のコントロールは第三者に任せているか ・今後起こってくる事態に対して積極的に対処しようとするか,なるがままにしようとしているか

て好ましいのか,好ましくないのかはいまだ不明である.今後も検討を続けていこうと考えている.

③クラス全体でアセスメントに取り組む

さて,T氏の事例を,先述の「アセスメントのガイドライン」を使用して個々の学生にいきなり取り組むようにと指示するには多少なりとも無理が伴う.学生はと言えば,全くはじめて事例のアセスメントに臨むことになる.個人で取り組む前に,どれか1つのパターンを取り上げて,アセスメントの実際をクラス全体で行うことにしている.どのようにアセスメントしていくのかのノウハウを学生全員で学習できるようにするためである.

たとえば,＜運動＞のアセスメントの指導を取り上げてみよう.

「それでは,T氏の『運動』というパターンを取り上げて,アセスメントをみんなで実際にやってみましょう!『運動』に関連していると考えられるT氏のデー

第Ⅱ章　看護過程；講義と演習の実際

表 16-11　理解

アセスメントするためのデータ	
客観的なデータ（観察・測定による）	主観的データ（対象者自身の言葉による）
＊参加観察によって対象者の行動を読みとっていく場合もある 例：物事に対する認識の仕方やそのレベルが読み取れるような行動の観察 一般教養的な知識や思考の科学性などが読み取れるような行動の観察	＊可能な場合は，以下の問いかけをすることでデータを引き出すことが望ましい（もちろん，対象者の側から自発的に表現する場合もあるだろう） 1) 自分自身の病気に対する知的な理解 ・病気をどのように理解しているか ・病気に対する治療や処置をどのように理解しているか ・自分の病気の予後をどのように理解しているか 2) 上記 1) の根拠 ・なぜ，そのように理解するに至ったのか ・そのような理解には何が関与していたのか 3) 知識の程度と得る方法 ・知識をどのような方法で得ているか ・知識の得方は能動的か受動的か ・知識の程度は理解するに十分か 4) 思考能力 ・科学的な問題解決に向かう思考能力をもっているか ・論理的な思考ができるか

表 16-12　感情

アセスメントするためのデータ	
客観的なデータ（観察・測定による）	主観的データ（対象者自身の言葉による）
＊参加観察によって対象者の行動を読みとっていく場合もある 例：痛みの部位や程度 情緒的な体験の表出	＊可能な場合は，以下の問いかけをすることでデータを引き出すことが望ましい（もちろん，対象者の側から自発的に表現する場合もあるだろう） 1) 痛みの体験をありのままに表現してもらう 2) 心のなかで，とりわけ，何かに対して感じているようないっさいのことを表現してもらう 3) 不安なことを体験していれば，それを表現してもらう 4) 恐れを抱いているような体験があれば，それを表現してもらう 5) 心の慰安感を妨げるような体験があれば，それを表現してもらう

　タを，9月25日に焦点を当ててあらいざらい抽出していきましょう」と指示する．学生からは，「右膝関節に腫脹があり，痛みが入院時以来続いている」とか，「多発性関節炎で両手掌も腫脹している」とか，書かれた事実データから運動に関連していくつか出される．

　一定程度のデータが抽出されると，教員は黒板いっぱいにそれらのデータを書き出して，「それでは，これらのデータの意味解釈，もう一歩推論をしていきましょう」とアセスメントを方向づけていく．

　アセスメントになると学生は考え込み，何をどう考えていいのか途方にくれてしまう者も出てくる．「右膝関節や両手掌に腫脹がある，ということは，運動という視点で見ると，どういう意味なのでしょうか」と，いま行っている『運動』という視点からそれらのデータのもつ意味を考えて見る，という方向に思考を向けていく．

　ある学生に，「あなたの膝が腫れてしまって痛かったら，あなたの運動はどうなるのでしょうか」ともっとわかりやすく言いかえて問いを投げかける．学生は，

5 事例を使用した看護過程

表16-13 選択

アセスメントするためのデータ

客観的なデータ (観察・測定による)	主観的データ (対象者自身の言葉による)
＊参加観察によって対象者の行動を読みとっていく場合もある 例：行動一般の嗜好性や傾向、さらにその行動を妨げているような要因の存在 例：保健医療行動、とりわけ病気行動 例：対処のタイプ(類型)とモード(具体的な様式) 例：対処の資源	＊可能な場合は、以下の問いかけをすることでデータを引き出すことが望ましい(もちろん、対象者の側から自発的に表現する場合もあるだろう) 1) 病気や入院というストレスフルな状況を乗りこえるために、どう対処しようとしているか 2) 上記の1)の選択肢はどのくらいあるか 3) 何かを意思決定するときの選択肢の数と選択の仕方(この場合の[何か]は、時と場合によって特定できる方がよい) 4) いま、不自由なことは何かあるか、それはなぜ生じているか、そのためにどうしているか 5) 自分がこうしたいと思っていることと現実のギャップがあるとすれば、それはどのようなことであるか、そして、それはなぜ生じているか、そのためにはどのようにすればよいか

表16-14 価値

アセスメントするためのデータ

客観的なデータ (観察・測定による)	主観的データ (対象者自身の言葉による)
＊参加観察によって対象者の行動を読みとっていく場合もある 例：確固とした信念をもっていて他者の助言などをものともしないような態度や行動が読み取れるような行動の観察 例：他者の意見などに動じやすく、一貫した信念がなさそうに読み取れるような行動の観察 例：乗り越えなければならないような事態に対して自らが向かっていけそうもないような弱い部分が読み取れる行動の観察	＊可能な場合は、以下の問いかけをすることでデータを引き出すことが望ましい(もちろん、対象者の側から自発的に表現するような場合もあるだろう) 1) 自らの価値・信念体系に関すること ・人生観 ・死生観 ・苦悩があるとき、どのように乗り越えようとしているか ・信じているものは何か ・自分の人生の今後の期待は何か ・宗教をどのように受けとめているか ・医学をどう見ているか

「運動って……、それは自由にできなくなる運動も出てきます」と答える。「それでは、T氏の場合で考えてみましょう。T氏は52歳の女性ですよね。いまスナック店を経営しています。10年前から潰瘍性大腸炎を患っていて、多発性関節炎もいまにはじまったことではない。それでは、T氏の生活から考えて、できなくなる、制限されてくる運動はどのようなものだと考えられますか？」と問いかけをする。ひもをといていけば、学生の頭は自然にやわらかくなり、「あーそうだ、T氏は独身ですから自分自身の食事を作るような細かい運動もできない可能性があります」とか、「ふつうに歩けないのではないでしょうか、右膝が痛いし腫脹もあるので……、もしかしたら今後強くなるかもしれません」とか、次々と考えたことが出てくる。教員は学生が回答したことを要領よく黒板でまとめていき

第Ⅱ章　看護過程；講義と演習の実際

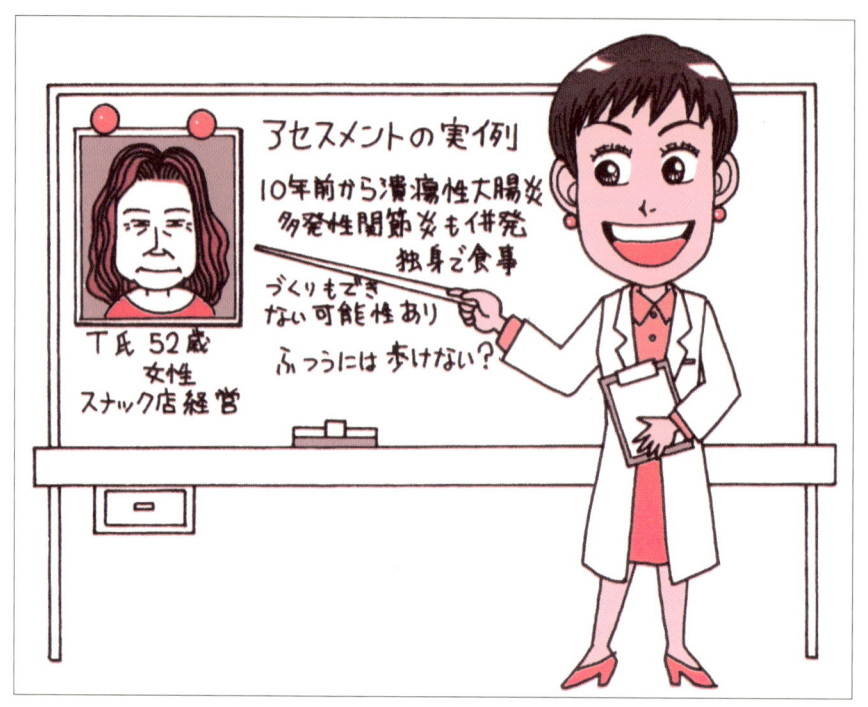

図10　板書の例

（図10），それを見ている学生が頭の整理ができるように導いていく必要があり，これが非常に重要な作業となる．

　学生が回答したことを生かしていくことも重要なことである．これは学生の思考を育てる出発点であると著者は考えている．たとえ学生が間違ったことを回答したとしても，その学生には「なぜ？」「なぜ？」を繰り返して，次の答えがひっぱり出てくるように仕向ける．この時期の学生（2年次生・前期）がスムーズに臨床的なセンスでアセスメントができるなどということはまずない．したがって教員は学生自身の生活と関連づけをさせながら思考を導いていくことがポイントとなる．また，学生は「アセスメントはこうやってやるものなんだ」，「わかるような気がする」，「わたしにもアセスメントできた」と多少アセスメントの感覚をつかめられるようになれば良い．クラス全員でアセスメントの実際を行う醍醐味はここにある．

　クラス全体では1つのパターンのみを取り上げる．他のパターンについてはすべて個々の学生が取り組むことになる．しかしながら，「難しいからわたしには無理です」とか，「わたしは絶対できない」とか思わせるような雰囲気をクラス全

5　事例を使用した看護過程

員でのアセスメント時に学生が感じるとしたら，教員の方向づけが失敗したということの証拠でもある．

とにもかくにも，アセスメントは看護過程の中で最も難しいハードルなので，3コマを使用している．1コマはクラス全体でアセスメントに取り組むこととしている．あとの2コマは学生の個人作業に当てている．ただし，スムーズにできる学生は少ないので，担当教員を決め，適宜個人面接での指導を行いながら進めている．学生の中には，この3コマの範囲でアセスメントを終わらせることは難しい者もある．授業時間以外も当然使用して，個別指導を行っている．このアセスメントが終了しない限り，次の第3段階，全体像の描写には行けない．アセスメントとそれらの結論をすべての学生が終了し，担当教員からオーケーのコメントが出るまでは，次の段階の講義をクラス全体に向けて実施しない．学生全員が，ここまでを達成できたら，次は全体像の描写へとうつっていく．

④第3段階：全体像の描写に行く前に

全体像の描写は，看護過程の段階のなかでも最も重要な作業である．

さて心身一元的な存在である1人の患者さんに対して，第2段階ではアセスメントの枠組みを用いて，各次元のアセスメントとその結論という作業を行ってきた．次はいよいよ全体像の描写の段階であるが，これまで行ってきた部分ごとのアセスメントを再びよく見て，それぞれの結論の関連づけを考えたうえで，1人の患者として統合させる必要がある．しかし，ここまでのアセスメント自体が不十分であれば，それらの関連づけを考えるまでには発展できないだろう．全体像を描くためには，いままでのアセスメントの結論を十分に見直し，場合によっては追加や修正することが必要となる．

したがって，アセスメントが不十分であれば，全体像の描写へはとてもいけない．そのような学生は面接によってアセスメントの指導を何回も行うことになる．アセスメントの不十分な学生の例は，①データが十分に各アセスメント項目に対して抽出できていない，②データのもつ意味が理解できていない，③たとえば，右膝関節の腫脹や痛みがあるので，湿布を施行するといったように，アセスメントの視点ではなく，どういうケアを行う必要があるのかといったケアの視点でデータを分析している[注2]，④おのおののアセスメントの項目に忠実に解釈・判断・推理ができていない，などが共通してあがる．これらに対して教員は，不足な部分やとらえ方のかたよりに学生自身が気づけるよう方向づけたうえで，着実な個別指導を行う必要がある．

注2)
運動のアセスメントでは本来，右膝関節の腫脹や痛みがあるので日常生活行動が制限されているのかを考えるのであるが，前の例だと視点がケアへといってしまっている．

第Ⅱ章　看護過程；講義と演習の実際

(3) 第3段階：全体像の描写（2/11 コマ使用，残り4コマ）

　さて，「全体像」という言葉は学生にとって難しいことばである．意味もあいまいである．全体像とは看護の対象であるその人を全体論的な視点で見たうえで構成されるものであり，これまでの段階でとらえてきたアセスメントの結論が統合されたものである．人間は，不可思議な存在であり，一般システム理論でもよくいわれるように，「部分の総和以上のもの」でもある[25]．心身二元論的な視点で見た人間の描写ではなく，つまり精神は身体とは別のものという考え方ではなく，身体も精神も分けることのできない心身一元論的な視点で見た人間の描写である．さて，指導の実際を解説していくことにする．

①指導の実際

　学生はここまでの段階で，T氏のアセスメント及びその結論を，9月25日の時点に設定してとらえている．ここでは，それらの結論を統合することによって，T氏を心身一元論的な視点で見た人間として描くのである．その場合，T氏の生活構造やライフプロセスを背景に置きながら考えてみることを指導する．

　しかし講義で一定の「全体像とは」を説明する必要がある．

　「アセスメントの段階では，T氏を9つのパターンという領域ごとに考えてきました．しかし，T氏は1人の人間として，これら9つのパターンがすべて組み合わさって，体験し生きている心身一元論的な存在なのです．T氏をいきなりすべて見ようとするのはとても難しいことなので，とりあえず，9つの窓から丁寧に見てきたのです．しかし，そのままではT氏という1人の人間は見えてこないのです．全体像を描くことではじめて，9つのパターンが組み合わさり，そしてT氏の生活構造やライフプロセス，つまり，T氏は今は入院中であるが，どのような生活を営んでいるのか，過去の生活はどうだったのか，今後はどうなるのだろうか，その中でT氏はどのような役割をどのような人々と関わりながらしてきたのか，T氏は家族とどのように関わってきたのか，今後はどうなのか，いっぽう，52歳という年齢にあるT氏は，今まではどのような成長発達を踏んできたのか，現在はどのような成長発達のステージにあるのか，今後はどうなのか，等々を全体像の描写の背景として位置づけながら，9パターンのアセスメントの結論を関連させあって，統合していくのです」というような内容の説明をしていくことが効果的であると思う．

　いっぽう，アセスメントの結論から統合するというその導き方をいくら指導しても，やはり，いざ書こうとすると，皆，頭をかかえてしまうのは事実である．

5 事例を使用した看護過程

　そこで，アセスメントの結論を互いの関連性を考えたうえで図式化を行うように指導する．そして，その図式化されたものを見ながら，文章表現していくように指導する．そうすれば学生も取っつきやすく感じるはずである．また，あまり分量を多く書いてもまとまらない．そこで「全体像は，1,000字（400字詰め原稿用紙2枚強）の目安で書こう！」とも指導しておく．その文章さえ読めば，全体論的な視点から9月25日のT氏が手に取るように見えてくるもの，というようにも指導するのである．

　この段階で学生がよく出くわす落とし穴は，①アセスメントの結論を全体像に全くいかしておらず，基礎の生のデータから全体像を描いている．この場合は，結局のところ，アセスメントは何にも役立っていない．②全体像ではなく，単に疾患プロセス，つまり既往歴と現病歴の記述に終わってしまっている．③アセスメントの結論がばらばらで統合されておらず，結論同士の関係が見えない．このような場合は，図式化が失敗していることが多い．

　このような場合は教員はすぐに答えを与えるのではなく，いままで述べて来たように，学生が書いた全体像と向かい合い，学生自身がどこがおかしいのか，それはなぜかを気づけるかかわりをもつ必要がある．

　たとえば，学生が書いた全体像の記述のなかで問題だと考えられる部分を指摘し，「この部分はアセスメントの結論には書かれてなかったけど，なぜ全体像で突然出てきたのかしら」とか「『交換：排泄』や『交換：栄養』で結論として出てきた内容が全体像に含まれていないのはなぜかしら」などと問いかけをし，学生が「そうですね……．抜けてましたね」と反応したり，「生のデータのままですね……アセスメントがなされていなかったですね」と気づけたりできるように仕向けていく．教員が答えを押しつけることは，学生の思考を阻むことになるからである．断じて教員は学生の思考を広げたり，深めたりする方向で指導を行うのである．

(4) 第4段階：ケアプランの立案（3/11コマ使用，残り1コマ）

　さて，学生が全体像の描写まで達成できたら，机上で行う看護過程の演習としては最後の段階，ケアプランの立案に入る．ケアプランは，①患者目標の設定（患者の望ましい姿の設定），②健康問題の抽出，③期待される結果，④看護介入計画の4つが含まれる．これらの各要素とそれぞれの関係については，一定の講義を行う必要がある．

　ここまでの段階で，9月25日の時点でT氏がどのようであるかが全体論的な

第Ⅱ章　看護過程；講義と演習の実際

視点から描かれているはずである．したがって，そこには当然Ｔ氏がもっているこの時点の健康問題に対する反応が含まれている．わたしたち看護者はＴ氏が少しでも健康問題に対する反応を解決でき，いまよりも望ましい状態へと行けるように援助する役割をもつ．だとすれば，Ｔ氏がどのような状態になることを目指すのかを患者目標として設定でき，それにＴ氏が向かっていけるよう援助しなければならない．目標の設定にあたっては，できるかぎりＴ氏の意図や潜在能力を考慮に入れ，現実的な内容を学生が考えていけるよう指導する．

次に，設定した目標を「阻むもの」「妨げるもの」として，健康問題に対する反応の抽出を行うよう指導する．健康問題に対する反応は優先されるものとそうでないものがあるので，優先順位を考慮しながら抽出できるよう方向づける．さらに抽出された各健康問題に対する反応が解決したとしたら，いったいどのような結果がＴ氏に見られるようになるのか，つまり期待される結果を具体的な症状・徴候・指標として行動レベルであげるように指導する．そして最後に，各健康問題に対する反応の解決のために，また期待される結果が導き出せるように，わたしたち看護者は具体的にどのような，看護介入計画を立案するのか，実現可能なレベルで日時を想定して列記するように指導する．

ここまでの看護過程の段階が机上で可能な学内演習の作業となる．看護過程の残された段階である「実施」と「評価」については演習ではむりがあり，これらは，この演習のあと後期に予定されている臨地実習で取り組むこととなる．ただし，「評価」については，評価の目的，評価の実際として評価の結果をどのようにどこにフィードバックするのかなどを，残りの1コマで指導する．

＜文献リスト＞

1) 藤腹明子・黒田裕子編著（1995年），わかりやすい臨床実習ハンドブック，エキスパートナースMOOK；看護学生版シリーズ4，p.75，照林社．
2) 田中恒男（1985年），健康の生態学，大修館書店，p.35．
3) 森下玲児（1998年），これからの健康科学，金芳堂，p.1．
4) 大森正英ほか（1991年），新・健康の科学，中央法規，p.4．
5) Dubos,R.著（1959年）・田多井吉之介訳（1977年），健康という幻想，大修館書店，p.102．
6) Smith,J.A.著（1983年）・都留春夫ほか訳（1997年），看護における健康概念，医学書院，pp.2-3．
7) 前掲2），p.22．
8) 内山源ほか（1987年），健康概論，家政教育社，p.13．
9) Simmons,S.J.(1989). Health; a concept analysis. Int.J.Nurs.Stud. 26(2):155-161.
10) Winstead-Fry,P.(1980). The scientific methods and its impact on holistic health. Adv.Nurs.Sci. 2: 1-7.

5 事例を使用した看護過程

11) Smith,J.A.(1981). The ideal of health; a philosophical inquiry. Adv.Nurs.Sci. 3: 43-50.
12) Jones,P.S.et al.(1993). Health is empowerment. Adv.Nurs.Sci. 15(3): 1-14.
13) Moch,S.D.(1989). Health within illness; conceptual evolution and practice possibilities. Adv.Nurs.Sci. 11(4): 23-31.
14) Marriner-Tomey, A 編集.(1994年)都留伸子監訳(1995年). 看護理論家とその業績第2版. 医学書院.
15) Orem,D.E.(1991年)小野寺杜紀訳(1995年). オレム看護論；看護実践における基本概念(第3版). 医学書院.
16) Roy,S.C.(1993年)松木光子監訳(1995年). ロイ適応看護モデル序説(原著第2版・邦訳第2版). へるす出版.
17) Daily,J.S.et al.樋口康子訳. マーサーE.ロジャーズ；ユニタリー・ヒューマン・ビーイングス. Marriner-Tomey, A. Ed(1994年), 都留伸子監訳(1995年). 看護理論家とその業績(第2版). pp.210-229. 医学書院.
18) Newman,M.A.(1994年). 手島恵(1995年). マーガレット・ニューマン看護論；拡張する意識としての健康. 医学書院.
19) Fitzpatrick,J.J.(1991) Taxonomy II: Definitions and Development. In North American Nursing Diagnosis Association. Classification of Nursing Diagnoses;Proceedings of the Ninth Conference. p.25. Philadelphia: J.B.Lippincott. Co. NANDA タキソノミー，定義集
20) 黒田裕子(1997年), 看護診断を実践に活かす, 看護の科学社, pp.52-58.
21) Gordon,M.(1994年)佐藤重美訳((1998年). ゴードン博士のよくわかる機能的健康パターン；看護に役立つアセスメント指針. 照林社.
22) DeMeester,D.W. et al. 小玉香津子訳. ヴァージニア・ヘンダーソン；看護の定義. In Marriner-Tomey,A.Ed.(1994年). 都留伸子監訳(1995年). 看護理論家とその業績(第2版). pp.100-114. 医学書院.
23) 前掲16)
24) Dycus,D.K. et al. 輸湖史子訳. フェイ・グレン・アブデラ；21の看護問題. In Marriner-Tomey,A.Ed.(1994年). 都留仲了監訳(1995年). 看護理論家とその業績(第2版). pp.115-135. 医学書院.
25) Bertalanffy,L(1968年)長野敬・太田邦昌訳(1973年). 一般システム理論. みすず書房.

第Ⅲ章

看護過程；
実習指導の実際

1 本章で取り上げる臨地実習の位置づけ

1）実習の位置づけと学生のレディネス

　看護基礎教育のカリキュラムの中に大きなウエイトで組み込まれている臨地実習は看護学の専門性が色濃く反映された学習の1つの形態であり，学生にとってきわめて重要な履修科目である．学内における学習が結集されて，実習という場で発揮されることになる．

　著者の所属する大学の臨地実習は，レベルⅠ実習（基礎看護学領域が担当），レベルⅡ実習[注3]（成人看護学領域が担当），レベルⅢ実習（精神保健看護学・母性看護学・小児看護学・老年看護学の各領域が担当），レベルⅣ実習（地域看護学領域が担当），そして総合実習（看護教育学が担当）のように，大きく5つの段階に分けられている[3]．

　これらの臨地実習は，1年次から4年次への学年進行とともに講義・演習と関連させ合いながら段階的に履修されることになっている．図11に示したように，特徴はまず，1年次後期の最後に基礎看護学領域のレベルⅠ実習が2週間設けられていることである．すなわち，学生は入学後比較的早い時期に病棟において実習を行い，援助的人間関係や生活援助技術を実際に受け持ち患者に実施することになる．特徴の第2は，2年次に成人看護学領域のレベルⅡ実習が実施されることであり，比較的早い時期に成人看護学領域の実習が体験されることになる．このことは，成人看護学の実習には必要でありながら未だ学生が履修していない科目も存在するという問題も引き起こしてはいる．とりわけレベルⅡ実習の後半期では履修はすべて終えているが，レベルⅡ実習の前半期には問題がある．このような場合は実習を担当する教員が学生に必要な知識を補いながら文献を紹介したりケアに共に参加したりしながら学生が実習していくうえで困らないように指導上留意している点でもある．特徴の第3は，3年次後期からは4領域から成るレベルⅢ実習が5クールに分けて行われるということである．また特徴の第4は，4年次最後の実習として総合実習が設けられている点である．

注3)
正確な科目名は，看護援助学実習（レベルⅡ）である

第Ⅲ章　看護過程；実習指導の実際

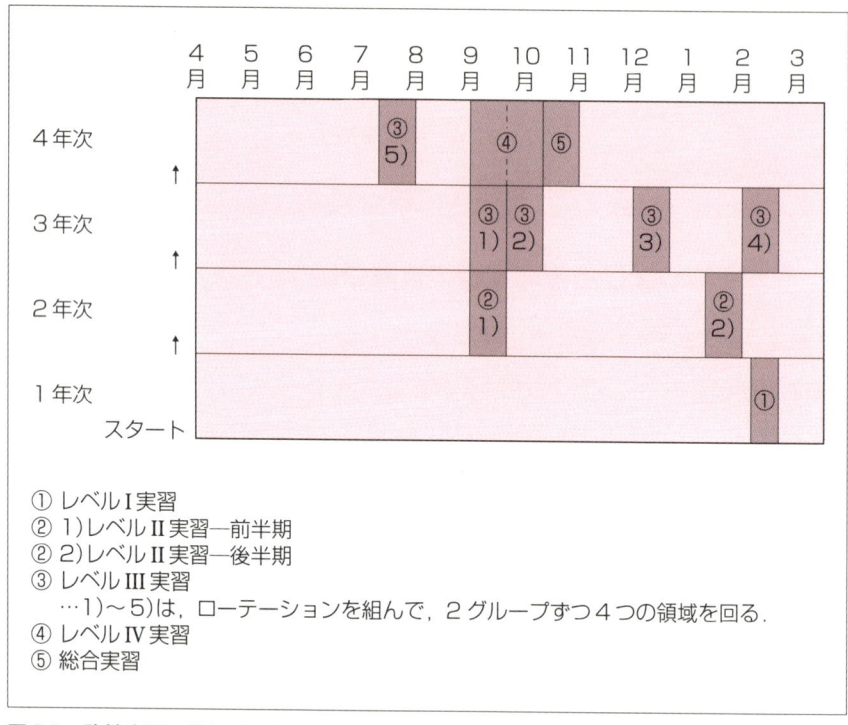

```
           4  5  6  7  8  9  10 11 12 1  2  3
           月 月 月 月 月 月 月  月 月  月 月 月

4年次                    ③       ④  ⑤
                         5)
  ↑
3年次                       ③ ③       ③       ③
                            1) 2)      3)       4)
  ↑
2年次                       ②             ②
                            1)             2)
  ↑
1年次                                          ①
  スタート
```

① レベルⅠ実習
② 1) レベルⅡ実習―前半期
② 2) レベルⅡ実習―後半期
③ レベルⅢ実習
　　…1)〜5)は，ローテーションを組んで，2グループずつ4つの領域を回る．
④ レベルⅣ実習
⑤ 総合実習

図11　臨地実習の学年別進行（著者の所属する4年制大学の場合の例）

　このように段階的に実習が履修されることは学生が学習を深めていくうえで無理がないだろうし，現在のところ大きな問題は生じていないと思われる．

　さて，本章で述べていく臨地実習は上記に示した実習の中でもレベルⅡ実習である．レベルⅡ実習は，成人看護学領域[注4)]が担当している．また，レベルⅡ実習は，前半3週間，後半3週間の計6週間によって成り立ち，6単位となっている．前半3週間は2年次後期開始前の9月期に，後半3週間は2年次後期終了間近の1月期に履修することになっている（図11参照）．

　レベルⅡ実習を履修する時に学生がどのような科目を履修しているかを**表17**[2)]に示した．この中で，専門専攻科目の看護方法学の中に看護過程2単位が含まれているが，2年次前期に履修するので，前半期は履修が終えた直後ということになる．また，専門専攻科目の看護援助学は後期に履修する科目もあり，先述した通り，前半期の実習では未だ学習していない知識に学生が出くわす可能性が高くなっている．本来は，看護援助学[注5)]のすべてが履修されたあとに実習が設けられると良いが，学年進行上多様な問題もあり，今のところこのような履修状況と

注4)
著者の大学では学部は成人看護学ではなく，基礎看護学Ⅱ（成人）という研究組織となっているが，ここでは一般的な領域名，成人看護学と呼ぶ．

1　本章で取り上げる臨地実習の位置づけ

表17　レベルⅡ実習時に履修が終えている科目一覧

科目		単位	履修年次
教養基本科目	人文領域 社会領域 自然領域	4単位以上（必修科目2単位と選択必修科目2単位以上） 2単位以上（選択必修科目2単位以上） 2単位以上（選択必修科目2単位以上）	1年次～2年次後期までに履修
	外国語	10単位（必修科目8単位と選択必修科目2単位以上）	
関連基礎科目	人文領域 社会領域 自然領域 外国語	10単位（必修科目2単位と選択必修科目8単位以上）	1年次～2年次後期までに履修
基礎ゼミ		2単位以上	1年次～2年次後期までに履修
専門専攻科目		必修16単位	1年次～2年次後期までに履修
専門専攻科目	看護論	2単位（必修2単位以上）	1年次までに履修
	看護方法学	8単位（必修8単位）	2年次前期までに履修
	看護援助学(注5)	17単位（必修17単位）	2年次前期～後期にかけて履修

なっている．したがって，レベルⅡ前半期と後半期の達成目標は当然異なることとなる．

以上，臨地実習の全体像と，とりわけ本章で述べていくレベルⅡ実習の位置づけについて説明してきた．さらにレベルⅡ実習を履修する学生のレディネスの概要を説明した．

次項では，このレベルⅡ実習の目的及び目標を紹介することとする．

2）実習の目的及び目標

著者が担当するレベルⅡ実習の目的は，「健康障害をもつ成人期にある個人を対象とし，援助的人間関係を発展させながら，対象の健康にかかわる顕在的・潜在的な能力が最大限に発揮されるよう，看護援助を行うことができる」[3]としている．

ここでは，まず対象を「個人」としている．成人看護学では，基本的に「健康障

注5）
看護援助学は，以下の9科目から構成されている．1）看護援助学Ⅰ（摂取と排泄），2）看護援助学Ⅱ（呼吸と循環），3）看護援助学Ⅲ（姿勢と運動），4）看護援助学Ⅳ（活動と休息），5）看護援助学Ⅴ（身体の調節機能），6）看護援助学Ⅵ（免疫と感染，清潔），7）看護援助学Ⅶ（知覚と神経），8）看護援助学Ⅷ（感情と行動），9）看護援助学Ⅸ（性と生殖／ヒューマンセクシュアリティ）．

第Ⅲ章　看護過程；実習指導の実際

表18　レベルⅡ実習の目標

1) 対象をライフサイクルの中に位置づけ，常に発達する存在として捉えることができる．
2) 対象の健康障害を疾病のみならず，身体的，心理的，社会的な体験として全体論的に捉えることができる．
3) 科学的な思考に基づいた看護アセスメントができる．
4) 対象の健康問題に対する反応を予測し，解決に向かっていけるよう援助方法を計画することができる．
5) 計画に基づいた援助を対象の状況に合わせて実施し，それを評価することができる．
6) 対象との援助的人間関係を発展させることができる．
7) 看護の場で生ずる様々な葛藤を建設的に解決するよう努力することができる．

害を持つ個人」を対象としていることを反映させた．家族や地域という視点の広がりは，成人看護学を終えてそのあと学習していく，という前提で進めている．

さらに，基礎看護学領域で既に学習した援助的人間関係を，成人看護学では，「さらに発展させる」とした．また，健康障害を持つ対象に看護過程という方法を用いて，系統的な看護援助を実践するまでを含めた．基礎看護学では「健康障害を持つ対象」ではなく，健康な対象を扱う．それを終えた学生は，成人看護学領域へとすすんできて初めて健康障害を持つ対象への看護援助を考えることになるのである．

以上のような目的の下に，7項目の実習目標をあげている[4]．学生には目的と目標のみを示した内容を実習要項に示している。いっぽう指導者用の実習指導要領には，指導に具体的に生かしていくために7項目の下位項目を含め，より細かい内容を盛り込んでいる[5]．

ここで示した1)と2)は対象理解に関することである．1つは，どのようなライフサイクルの時点にあるのかを，常に発達を続ける存在として理解できるということ，もう一つは全体論的に対象を捉える，すなわち，疾病のみから捉えるのではなく，特定の疾病に罹患した人の，身体的，心理的，社会的な体験を捉えることを含めている．

また，3)，4)，そして5)は，看護実践の方法として看護過程を用いることを明確に表現した部分である．3)は看護アセスメントを科学的な思考に基づいて行うことを示した．4)は対象の健康問題に対する反応を予測できること，ケアプランを立案できることを盛り込んだ．5)は，計画されたケアプランに基づいて看護援助を実施し，それを評価することを含めた．

さらに，6)は援助的人間関係を発展させることを含めた．

最後として7)に，看護過程と援助的人間関係以外にも，実習を通して臨床で生じる様々な問題に取り組めること，さらに実習においてグループダイナミック

1　本章で取り上げる臨地実習の位置づけ

表19　レベルⅡ実習の目的・目標（指導者用）

1．実習目的
健康障害をもつ成人期にある個人を対象とし，援助的人間関係を発展させながら，対象の健康にかかわる顕在的・潜在的な能力が最大限に発揮されるよう，看護援助を行うことができる．

2．実習目標
1) 対象をライフサイクルの中に位置づけ，常に発達する存在として捉えることができる．
　(1) 対象がライフサイクルのどのような時点にあるのかがわかる．
　(2) 対象の発達課題がどのようなものであるかがわかる．
　(3) 対象の行動をライフサイクルの面で捉え，それを考察することができる．
　(4) 対象を発達・老化の過程で捉え，考察することができる．
　(5) 対象が様々な人との関わりの中でどのような成長を遂げているのかがわかる．
　(6) 対象が家族の中でどのような役割を担いながら成長しているのかがわかる．
　(7) 対象が社会の中でどのような地位や役割を担いながら成長しているのかがわかる．
2) 対象の健康障害を疾病のみならず，身体的，心理的，社会的な体験として全体論的に捉えることができる．
　(1) 対象がどのような経過で入院するに至ったのかがわかる．
　(2) 対象の現在の病態生理がわかる．
　(3) 対象の現在の病気のステージや予後がわかる．
　(4) 対象に施されている治療がわかる．
　(5) 対象がどのような症状を自覚しているか，あるいは訴えているのかがわかる．
　(6) 対象にみられる身体的な徴候を客観的に観察できる．
　(7) 対象に応じたフィジカルアセスメントが基礎的なスキルを用いてできる．
　(8) 対象にみられる臨床所見やその経過が正常，異常の視点からわかる．
　(9) 対象が病気をどのように受けとめているのかがわかる．
　(10) 対象が病気になったことでどのような心理的な苦悩をかかえているかがわかる．
　(11) 対象が病気と闘っている側面を捉えることができる．
　(12) 対象が病気になったことで以前と比べて感情の変化があるかどうかを知ることができる．
　(13) 対象が家族を含めて社会的な相互作用をどのように受けとめているかがわかる．
　(14) 対象が病気になったことで社会的な地位や役割についてどのように受けとめているかがわかる．
　(15) 対象が医療従事者を含めて周囲の人々とどのような関係距離をもっているかがわかる．
3) 科学的な思考に基づいた看護アセスメントができる．
　(1) 対象をホリスティックな視点から知るために情報を得ようとすることができる．
　(2) 対象との関わりで思っていることや考えていることを記述できる．
　(3) 対象との関わりが客観的に捉えられ，それを記述することができる．
　(4) 対象に対して意図的で情報探索的な関わりをもつことができる．
　(5) 所定の看護アセスメントの枠組みを用いて必要な情報を収集することができる．
　(6) 対象の情報の意味することを解釈し，妥当な判断ができる．
　(7) 対象の情報から予測される事柄を推理，推論できる．
　(8) 解釈・判断，推理，推論した事柄から対象の全体像を描くことができる．
4) 対象の健康問題に対する反応を予測し，解決に向かっていけるよう援助を計画することができる．
　(1) 看護的な視点で個別性を考慮した健康問題に対する反応を考えることができる．
　(2) 対象のおかれた状況を考慮した健康問題の優先順位を考えることができる．
　(3) 健康問題に対する反応に対して患者目標を具体的に，かつ実現可能性を踏まえてリスト・アップすることができる．
　(4) 健康問題に対する反応に対して患者目標を学生が主体的に援助できるレベルで考えることができる．
　(5) 健康問題に対する反応に対して看護介入を具体的に，かつ実現可能性を踏まえてリスト・アップすることができる．
　(6) 健康問題に対する反応に対して看護介入を学生が主体的に援助できるレベルで考えることができる．
5) 計画に基づいた援助を対象の状況に合わせて実施し，それを評価することができる．
　(1) 対象の状況に合わせて実施時期，内容，程度などを考慮して，ケア・プランを実施できる．
　(2) ケア・プランの実施に際しては，対象の個別性を踏まえて創意工夫することができる．
　(3) 各健康問題に対する反応の患者目標を評価のポイントとしながらケア・プランを実施することができる．

第Ⅲ章　看護過程；実習指導の実際

> （4）実施したあと，患者目標を指標とした評価をすることができ，それを記述することができる．
> （5）評価したことを看護過程の全ステップにフィード・バックさせることができる．
> 6）対象との援助的人間関係を発展させることができる．
> （1）対象への自らの対応や関係距離を客観的に捉えることができる．
> （2）対象との関係の質を客観的に捉えることができる．
> （3）対象と援助的人間関係を保持していく上で出くわす問題に主体的に取り組むことができる．
> （4）対象が援助的人間関係をどのように受けとめているのかを捉えることができる．
> （5）対象との援助的人間関係に深まりを見出すことができる．
> 7）看護の場で生じる様々な葛藤を建設的に解決するよう努力することができる．
> （1）その場で起こっている様々な事象に対して敏感に感じとり，前向きに取り組むことができる．
> （2）その場で気づいた自己の考えを表現することができる．
> （3）対象を含めて周囲の人々と自己の感情の動きや違いに気づき，それを表現することができる．
> （4）生じる様々な問題に対して主体的に意欲的に取り組む姿勢が見られる．
> （5）看護実践の場で生じる様々な問題をどのように解決すれば良いかを具体的に現実的に考えることができる．
> （6）グループのダイナミックスを読みとることができる．
> （7）グループのダイナミックスにおける問題を指摘し，それを表現することができる．

スを高められることも含めた．

　以上が，レベルⅡ実習の目的と目標である．先述したレベルⅠやレベルⅢ，レベルⅣ，そして総合実習と密接に関連しているので，担当領域どおしの話し合いをおりおり持ちながら成人看護学の位置づけを考えてきた結果である．

　さて，このレベルⅡ実習で学生は対象にとって有効だと考えられる看護援助を目指し，系統的な実践の方法として看護過程を使用することになる．2年次前期に，「看護方法学；看護過程」という科目で学生が学習した看護過程を，実習において実際の対象に適用していくのである．

　また，学生は基礎看護学では対象の健康障害については詳しく学習していない．成人看護学で多様な健康障害について着実に学習することになる．そして，実習において多様な健康障害を持っている患者と実際に関わりながら看護援助を行っていくのである．

　以上，本論に入っていく前に本章で取り扱う臨地実習・レベルⅡ実習の位置づけを紹介してきた．また，レベルⅡ実習の目標と目的を説明した．

　次は，実習開始前のお膳立てを取り上げておこう．

3）実習内容の概要

　本書で取り上げる例証は著者の所属する大学のものになってしまうが，なるべく一般論として整理させながら述べていきたいと思う．

　さて，レベルⅡ実習は前半期3週間，後半期3週間としているが[注6]，両方とも3週間を次のように組み立てている（**表20**）．

注6) 前半期と後半期の違いは実習目的及び目標の達成度を変えているが，基本的な組み立ては同じとしている．

1 本章で取り上げる臨地実習の位置づけ

表20 3週間の流れ

週間	1					2					3				
日数	1	2	3	4	5	6	7	8	9	10	11	12	13	14	15
		病棟実習													
午前		病棟オリエンテーション											自己学習	病棟別ケース発表	個別面接
午後			自己学習					自己学習							

　病棟での実習は3週目の火曜日までとし，自己学習を1日設け[注7]，その後病棟別ケース発表[注8]，個別面接[注9]とし，合計で3週間としている．土曜日，日曜日，祝日は休日となるために，計12日±αと実習期間としてはおそらく短い方だろうと思う．さらに週の中半の水曜日あるいは木曜日は半日実習とし，午後は自己学習としている．

　昨今実習時間が短縮している点への議論は多いが，時間が長いだけが効果的であるとは著者は考えない．いかに質の高い実習をするのかが重要なのである．そのために学生が自己学習をする時間は3週間の中に設けなければ，図書館で著書や雑誌を見て勉強する時間が確保されないことになる．レポートをじっくりと考えながら書く時間も無くなる．疲れ果てて，意欲を失わせることもまた逆の効果となる．「あと何日いけば終わる！だから頑張ろう！」と学生がいきり立てる実習日程が重要だ．もちろん教員側も肉体的にも精神的にも余裕が必要である．

　それでは以下に実習開始より順に内容を説明しておく．

(1) 実習第1日目の学生全体に対するオリエンテーション

　さて，実習第1日目は学内オリエンテーションを学生全体（60名程度）に実施する．学内オリエンテーションは実習が開始する前に行った方が効率的であるが，約2ヶ月間の夏期休暇直後に実習が開始するために第1日目の午前中を学内オリエンテーションに当てている．後半期も冬季休暇直後のために同様としている．

　学生全体へのオリエンテーションは，長い休暇で心身ともに緊張がほぐれてい

注7)
自己学習を1日設けているのは，病棟実習をひとまず終えて少し休んで，余裕を持って翌日のケース発表の準備を行うことをねらっている．

注8)
病棟別ケース発表とは，受け持ち患者に対して看護過程を用いて行った看護援助を振り返り，評価と考察を加えたものを，B4版2枚くらいにまとめてもらい，それを病棟別で「ケース発表」と称して，病棟中間管理者，臨床指導者，スタッフ，そして教員が加わり，討議形式で発表してもらっている．

第Ⅲ章　看護過程；実習指導の実際

注9)
面接は，病棟を担当した教員と学生の1対1の個人面接としている．ここで学生と話し合いを持ちながら，学生の病棟実習自己評価に基づいた実習評価を行う．

る学生のスタンスをいざ実習に切りかえさせるために，実習にあたって注意すること，感染の危険とその防護，服装，言葉使い，守秘義務等々，「学生が自分のものとして実習に構える」姿勢の準備を行わせるのである．もちろん，実習目的の確認は言うまでもないが，あまり長々と説明するのは経験上かえって逆効果で，ビシっとさせることはさせ，要点のみをわかりやすく説明するに限る．

学生はと言えば，あれほど厳しく持参すること，と告げていた実習要項を平気で忘れてくる者，遅刻してくる者，頭の毛を茶色に染めている者，ピアスを耳にいくつもしている者，などなど，本当に生活指導をしなければ病棟へなどは到底行けないと思われる者が1割強は居る．「なぜ，それがいけないことなのか」の根拠をしっかりと説きながら指導し，学生の気持ちを実習へと動機づけることが重要だ．よくよく聞いてみると，あまり何も考えていないポーとした者が多い．指導者として「甘い」，とも思うが第1日目の学内オリエンテーションから学生が実習への動機づけを失ってしまうのは避けたい．とにかく，病棟のドアをたたいて中に入れるところまでは，なんとしてもこぎついけたい教員は，一生懸命生活指導を行うのである．

学生全体のオリエンテーションのあと，休憩を10分ほどはさんで，病棟別に分かれさせて，今度は小グループ（6名〜7名）ごとに当該病棟担当教員（以下，担当教員と略す）が病棟別オリエンテーションを行う．

(2) 実習の学校側と臨床側の指導体制について

担当教員は1病棟6名〜7名の学生を受け持つ．

ところでレベルⅡ実習は成人看護学領域が担当しているが，基礎看護学領域の教員も教授以外はともに指導に携わることとなっている．同様に基礎看護学領域の担当する実習にも成人看護学領域の教員も教授以外は携わる．全部で60名〜70名の学生を6名〜7名のグループ編成とし10病棟〜11病棟に割り当てる．半分は内科系，半分は外科系の病棟とし，前半期と後半期で内科系と外科系を体験できるようにしている．1病棟1名の担当教員が，したがって必ず数的に確保されることとなり，それ以外に全体責任者1名を各領域担当の責任者が従事できる指導体制をとっている．さらに，病棟側にも「臨床指導者」が2名〜3名，係りとして役割を発揮して下さっている．学生が実習するのは日勤帯である．「臨床指導者」は必ず1人は原則として日勤で勤務しており，日勤の業務からはずれて学生の臨床指導に張り付いて下さっている．もちろん，学生の臨床指導には病棟スタッフ全員がかかわって下さるが，そのリーダーとして「臨床指導者」が役

1 本章で取り上げる臨地実習の位置づけ

割を発揮している．非常に恵まれた指導体制が学生の臨地実習を効果的なものにしているのだと考える．

さて，学校側と臨床側の指導体制の解説が長くなってしまったが，病棟別オリエンテーションの内容に戻るとしよう．

(3) 学内で行う病棟別オリエンテーション

学生全体に対するオリエンテーションのあと，病棟別オリエンテーションを行う．これは担当教員が担当するグループの学生に対し，学内で実施しているものであり，当該病棟における実習方法等，具体的な実習内容のアウトラインを学生に指導する．

担当教員はあらかじめ病棟側の臨床指導者及び中間管理者と打ち合わせを終了させ，このオリエンテーションに臨むこととなる．ちょっとここであらかじめの打ち合わせについて関連するので少し触れておくこととする．

①実習開始前の段階における担当教員と当該病棟との打ち合わせ会について

担当教員は，レベルⅡ実習が開始される2週間～3週間前の時期に，担当する病棟の中間管理者と臨床指導者とのあいだで，「実習指導に関する打ち合わせ会」（以下，打ち合わせ会と略す）を30分程度の時間をとってもらい行う．

ただし担当する病棟に実習で赴くのが初めての教員の場合は，この打ち合わせ会の前に，「実習事前準備」として当該病棟における事前準備を約1日程度行うこととしている．この「実習事前準備」は担当教員が病棟の構造や機能，病棟の1か月，1週間，そして1日の流れ，病棟スタッフの役割とその実際，病棟に入院している患者の全体把握，病棟で実施される治療や処置の理解などを主とした目的として行っている．もちろんこの「実習事前準備」に際しては，病棟の中間管理者や臨床指導者に協力を仰ぐ必要があり，日程調整など綿密な計画が必要とされる．

それでは打ち合わせ会の説明に戻ろう．

まず，担当教員は当該実習の目的，目標を実習要項と実習指導要領に記載された内容を見ながら説明する．

病棟の中間管理者，臨床指導者ともに，学校側が提示している実習ごとの目的や目標，学生のカリキュラム進行に応じた実習の達成度などについてはなかなか理解しづらいのである．そこの部分をわかりやすく担当教員が十分に説明しておく必要がある．中間管理者，臨床指導者，そしてスタッフが実習の最も肝心な部分をどの程度理解できるかは，担当教員がいかにわかりやすく説明するかにかか

第Ⅲ章　看護過程；実習指導の実際

っているといっても過言ではない．実習で一番重要な目的・目標の達成度についてコンセンサスを得ておくことが打ち合わせ会の段階で早くも重要となる．

目的・目標の説明の後，具体的な実習方法，実習内容の打ち合わせに入る．以下のような項目については話し合いをしながら確認し，実習がスムーズに運ぶようお膳立てをしておく必要がある．

a．実習開始時間と終了時間

病棟はとりわけ朝の時間は忙しく多様な業務との兼ね合いがある．学生が何時に病棟に来れば実習が毎日スムーズに開始されるのかを相談する．経験的に多くの場合は，病棟の日勤開始時間が8時だとすれば，学生は8時30分から実習開始となる．もちろん，学生は実習開始10分前には病棟に到着し，受け持ち患者の記録物を見たり，朝の挨拶に入ったりする．

終了時間は学校が定めた16時とすることを告げて確認する．ただし，16時を過ぎるような場合もあるので，そのような場合の指導責任についてはコミュニケーションを密にとりながら進めていきたい旨を伝えておく．

b．実習開始時の学生の行動計画の発表時間と方法

学生は毎日の行動計画を前日までに書き，その日の実習開始時に臨床指導者及び担当教員に発表し，適宜指導を仰ぐこととしている．行動計画をどこで何時くらいに発表し，指導を仰ぐのかをあらかじめ決めておくと動きがスムーズとなる．病棟によっては臨床指導者に加えて，部屋持ち担当のスタッフにも行動計画を発表する場合があるので，誰に対して発表するのかも確認しておく．

c．報告について

学生は午前中の実習が終わると昼食休憩に入るわけであるが，その前に受け持ち患者に関して観察された午前中の報告を臨床指導者あるいは，部屋持ち担当のスタッフに行うこととなっている．何時にだれにそれを行うのかを決めておく．同様に，午後の実習終了時の報告についても決めておく．

d．記録について

学生はレベルⅡ実習前半期については受け持ち患者に関する日勤帯の記録を学生用の記録用紙に記入し，レベルⅡ実習後半期については病棟の看護記録に記入することとなっている．記入は，前半期は自由とし，後半期はSOAP方式[注10]を用いて行うこととなっている．

学生の書いた記録に対して臨床指導者あるいは部屋持ち担当のスタッフから指導を受ける必要があること，担当教員の指導のみならず，臨床的な視点から指導

注10)
SOAPとは，Sは，Subjective data の略で主観的な情報，Oは，Objective dataで客観的な情報，Aは，Assessmentの略でアセスメント，Pは，Planningで計画という意味である．問題志向型の看護記録では健康問題に対する反応ごとにSOAPという様式で記録している．

1　本章で取り上げる臨地実習の位置づけ

を受けることが大切であるので，これについても時間などを決めておく．

e．カンファレンス

　レベルⅡ実習では半日実習の日以外は，毎日60分のカンファレンスを実施することとしている．カンファレンスの場所と時間の調整，また中間管理者，臨床指導者，そしてスタッフに対しても出来る限り出席をして頂きたい旨もお願いをしておく．

f．学生の全体像及びケアプラン発表の日時調整

　これについては詳しく後述していくが，学生は実習半ばで，日勤の病棟スタッフ全員の前で自分の考えた受け持ち患者の全体像及びケアプランを発表し，指導を受けることとなっている．その日時調整と場所を決めておく．

g．実習終了後に開かれるケース発表の日時調整

　これについても詳しく後述していくが，学生は病棟での実習を終えると，受け持ち患者に対して実施した看護過程を振り返り，3週目の木曜日に学内で一人，20分程度ずつケース発表と称して発表をすることになっている．その日時調整と場所を決めておく．

h．受け持ち患者の選定とインフォームドコンセントについて

　学生一人につき一人の受け持ち患者を受け持つこととなっているので，学生数の受け持ち患者を病棟の中間管理者，臨床指導者に選定して頂いている．

　選定にあたっては以下のような条件をレベルⅡ実習前半期ではお願いしている．

　(1)患者とのかかわりがよりスムーズにできるように，身体的なケアが比較的多く身の回りのことに介助が必要な患者，

　(2)家族の付き添いが始終あるとかかわりが持ちづらい可能性があるので，家族の面会や付き添いが比較的少ない患者，

　(3)実習期間中に退院をしない患者

　レベルⅡ実習後半期では，とくに条件を設けず自由に選定をして頂いている．

　最近は入院日数の短縮化や高次機能病院においては入院される患者が重症化しているので，学生の受け持ち患者の選定には非常に苦労が伴っているようだ．また，患者の許可を学生が実習する前に頂いておかなければならない．病棟の中間管理者にインフィームド・コンセントをとっておいて頂くようにお願いをしておく．

第Ⅲ章　看護過程；実習指導の実際

②学生に行う病棟別のオリエンテーション；その実際

さて，打ち合わせ会を経て担当教員によって入念に作成された{病棟別オリエンテーションのガイドライン}[注11]が学生に配布され，これにしたがって，担当教員は丁寧に学生に説明をしていく．このガイドラインの配布とともに，実習で使用する記録用紙が一式学生に配布される．

レベルⅡ実習で学生が使う記録用紙は，以下の種類である．

【様式1】行動計画用紙……毎日の実習の行動計画を書く用紙である**(表21)**．

【様式2】経過記録用紙……毎日の患者とのやりとりを，立体的にありのままに記述する用紙である．左側の欄に，＜事実状況の記述＞，中欄に，＜左側の欄に書いた内容への解釈・判断・推理，推論＞，右側の欄に，＜患者とのやりとりの評価，患者に実施したケアの評価，学生自らの思考過程の評価＞を書くことになっている**(表22)**

【様式3】分析的アセスメント用紙……アセスメントの項目ごとに欄が分かれていて，項目ごとに，得られた情報の記述をしてそれらのアセスメントを記述する欄とその横に，アセスメントの結果を要約する欄がある**(表23)**

【様式4】全体像描写用紙**(表24)**

【様式5】ケアプラン用紙**(表25)**

さて，病棟別のオリエンテーションでは担当教員はまず当該実習病棟にはどのような患者が入院しているのかについてに触れて，病棟の特徴の簡単な紹介をする．

次に，1週間の当病棟の手術・検査・治療・処置スケジュールが説明され，行動計画を考えるうえで考慮する必要性を説く．

次に，今回学生の指導を担当することになる病棟の中間管理者の名前，臨床指導者の名前の紹介を行ったうえで，上記に示した打ち合わせ会の話し合いで決定した内容を丁寧に学生に説明していく．

すなわち，a．実習開始時間と終了時間，b．実習開始時の学生の行動計画の発表時間と方法，c．報告について，d．記録について，e．カンファレンス，f．学生の全体像及びケアプラン発表の日時調整，g．実習終了後に開かれるケース発表の日時調整などを含めて，3週間の実習スケジュール**(表26)**を提示する．ここで看護過程の実際のすすめかたが担当教員によって概略的に学生に説明されることになる．これについては実際に触れながら詳しく後述していく．

注11)
病棟との打ち合わせを終えたあと，病棟の説明，実習方法の具体的手順，3週間の流れなど，詳細に示したものである．具体例を巻末資料1に掲載した．

1 本章で取り上げる臨地実習の位置づけ

表21 行動計画用紙

学生氏名（　　　）

月　日（実習　日目）	月　日（実習　日目）	月　日（実習　日目）	月　日（実習　日目）	月　日（実習　日目）
本日の実習目標：	本日の実習目標：	本日の実習目標：	本日の実習目標：	本日の実習目標：
行動計画： 8 9 10 11 12 13 14 15 16	行動計画： 8 9 10 11 12 13 14 15 16	行動計画： 8 9 10 11 12 13 14 15 16	行動計画： 8 9 10 11 12 13 14 15 16	行動計画： 8 9 10 11 12 13 14 15 16

第Ⅲ章　看護過程；実習指導の実際

表22　経過記録用紙

学生氏名	実習場所	記録月日　　月　　日　　曜日　　枚目

日時	事実状況の記述（正確に詳細に記載する）	解釈・判断・推理・推論 （左記のアセスメントを記述）	思考過程及びケアの自己評価

1　本章で取り上げる臨地実習の位置づけ

表23-1）アセスメント用紙1

| 学生氏名 | | 実習場所 | |

アセスメントの次元	得られた情報 → 解釈・判断・推理，推論をする	結　論　＊左記の要約
①交換 1）栄養		
2）排泄		
3）身体調節		
4）循環		
5）酸素化		
6）身体統合性		
②運動		
③伝達		

第Ⅲ章　看護過程；実習指導の実際

表23-2）アセスメント用紙2

学生氏名		実習場所	

アセスメントの次元	得られた情報 → 解釈・判断・推理，推論をする	結　論　＊左記の要約
④関係		
⑤選択		
⑥価値		

1　本章で取り上げる臨地実習の位置づけ

表23-3）アセスメント用紙3

| 学生氏名 | | 実習場所 | |

アセスメントの次元	得られた情報 → 解釈・判断・推理，推論をする	結　論　＊左記の要約
⑦知覚・認知		
⑧感覚－感情		
⑨認識		

第Ⅲ章　看護過程；実習指導の実際

表24　全体像用紙

学生氏名		実習場所	

　　　　さんの　　月　　日の全体像

図式化

80

1　本章で取り上げる臨地実習の位置づけ

表25　ケアプラン用紙

【患者目標】　長期目標（　　月）
　　　　　　　短期目標（　　月）

学生氏名

月日	#	健康問題に対する反応	月日	期待される結果	実施月日	看護介入計画

第Ⅲ章　看護過程；実習指導の実際

表26　3週間の流れ（標準版）

実習日数	月日曜	行事等	看護過程等の達成度	備考
1	月	学内；全体オリ，病棟別オリ 病棟；オリ	受け持ち患者との関係のはじまり 基礎的な情報収集，コミュニケーションのはじまり	受け持ち患者との関係が良好にいくような指導がキイとなる．
2	火		情報→アセスメント→情報→アセスメントの繰り返し 意味はあと追いでもケアの実施	日々の経過記録及びアセスメントの指導
3	水	**半日＊午後は自己学習**	再度，情報→アセスメントの繰り返し	日々の経過記録及びアセスメントの指導
4	木		少しずつ，全体像を描写しはじめる 不足の情報を補いアセスメント	全体像及びケアプランへと導く指導 個別性把握の視点指導
5	金		少しずつ，全体像を描写しはじめる 不足の情報を補いアセスメント	全体像及びケアプランへと導く指導 個別性把握の視点指導
6	月		全体像を描写しはじめる 不足の情報を補いアセスメント 健康問題に対する反応の抽出とケアプラン作成へ	個別性把握の視点指導
7	火	＜目安＞ 全体像及びケアプラン発表＊	全体像を描写しはじめる 不足の情報を補いアセスメント 健康問題に対する反応の抽出とケアプラン作成へ	発表後の修正への指導
8	水	**半日＊午後は自己学習** ＜目安＞ 全体像及びケアプラン発表＊	全体像を描写しはじめる 不足の情報を補いアセスメント 健康問題に対する反応の抽出とケアプラン作成へ	発表後の修正への指導
9	木	＜目安＞ 全体像及びケアプラン発表＊	全体像及びケアプランの修正	発表後の修正への指導
10	金		修正したケアプランの実施ができるよう．	
11	月		実施した結果，評価ができるよう．	
12	火		実施した結果，評価ができるよう． 評価の結果をフィードバックされるよう．	
13	水	学生は自己学習		
14	木	病棟別ケース発表 ●病棟との反省会（中間管理者，臨床指導者，学生，担当教員出席）		
15	金	個別面接		

■臨床指導者と担当教員の反省会を実習が終了後持つ．
＊全体像及びケアプラン発表とは，病棟のナースステーションにおいて病棟スタッフ全員参加のもと，学生が発表することを指している．6～7人の学生が，2～3人／日の割合で発表している．1人の発表と質疑に15～20分費やしている．

1　本章で取り上げる臨地実習の位置づけ

　最後に受け持ち患者全員のリストが担当教員から多少の病態説明が加えられて渡される．このとき担当教員が患者のことを必要以上に説明すると学生たちはかえってそれに振り回される危険もある．極力客観的な年齢や性別，入院月日などの人口学的な情報と，正確な医学情報のみとして，あとは，学生どうしが話し合ってそれぞれの受け持ち患者を決めることになる．

(4) 病棟において行われる臨床指導者による病棟オリエンテーション

　学内でのオリエンテーションを終えた学生は，昼食休憩を挟み，実習着に着替え，病棟に集合することになる．担当教員は最初が肝心であることを学生に告げ，病棟入り口の集合場所と時間を伝え，時間は厳守するように指導する．また，学校から持っていく実習の必要物品として，体温計人数分，血圧計3台程度，ベッド掃除用の器具（コロコロ）を3台程度学生に持参するよう指導する．

　さて，多少緊張の面もちのする学生は病棟に集合してくる．この段階で遅刻をする者は経験上，「あわてて準備するあまり遅れる」，「病棟を間違える」，「靴か，ストッキングか，ロッカーの鍵か，何かを忘れている」，「気分が不良である」などがある．このような学生は何かしら前駆症状が見られるが，とにかく半年ぶりで病棟に行くこと自体が怖くて緊張している者が多いのでサポーティブにかかわるようにしよう．

　学生は，中間管理者あるいは臨床指導者より，主として病棟の構造と機能について実際に移動しながら目で見ながらわかりやすい説明を受け，これからはじめる実習の準備が少しずつ整えられてくるのである．

　そして病棟オリエンテーションの最後に，中間管理者とともに各病室をまわりながら，受け持ち患者一人一人に対して担当の学生を紹介して頂く，という，学生にとって緊張が頂点に達する，待ちに待った{一大イベンツ}へと行き着くことになる．この時の学生は本当に気持ちが動転する者，嬉しそうに挨拶する者，どうして良いかわからず戸惑っている者と，本当にさまざまであるが，これから始まる受け持ち患者との関係づくりの最初の出会いとして各人各様に受けとめ努力しているようだ．

　担当教員は学生の反応を受容的にとらえ，どのような反応をしていようとその反応をしっかりと見ておき，これからはじまる実習における学生の変化を追っていくことになる．この段階でも，実習のどの段階でも言えることであるが，「こうしなければならない」式の指導は，本当に学生の意欲をそぐことになること間違いなしである．「見守る」式の指導者のかかわりは歯がゆくなりそうであるし，

第Ⅲ章　看護過程；実習指導の実際

辛いけれども，実は大切である．

2　臨地実習で看護過程をどう教えるか

1）実習は看護過程教授の基本

　臨地実習は，目前の患者を実際に目の当たりにしながら，悩み苦しみながらどのように接していけばよいのか，どのようにケアを行っていけば良いのかを考える場である．講義や演習では獲得し得ない能力を育成できる実践的な学習の場である．また，臨地実習は学生が全身全霊で看護援助に必要な情報を得たり考えたりすることができる唯一の手段である．患者，つまり，その人は，学生が考える以上に複雑な存在であり，理解しようとしても理解しきれない本当に難しい存在であることに臨地実習で学生は気づくことができる．与えられた情報の範囲の中で考えればいいような，それなりに答えが出るような机上の学習では到底育成することのできない現場での生きた学びが臨地実習には可能だ．

　いくら頭でっかちに考えられた看護介入計画であっても，その介入を患者にうまく提供することができなければ看護過程は単に机上の空論に化してしまうのである．患者をよく知るために，患者との人間関係を発展させてうまく情報を引き出すことができなければ，全体論的な視点で患者をとらえることなどできないのである．

　看護過程の段階である，1）情報収集，2）分析的なアセスメント，3）全体像の描写，4）ケアプランの立案，5）実施，6）評価という6つは生身の患者に対して発揮できなければ何の意味も持たないということに臨地実習は気づかせてくれる．そのために教員の方にもそれなりの指導力が要求されてくるわけである．

　それではどのように実習で看護過程を指導していくか，具体的に触れていくことにしよう．

　ここで1つだけ断っておきたいのであるが，実習はもちろん看護過程だけを学ぶ場ではない．先にも触れたように，実習で学生は人間関係のスキル，学生自身の言語化能力や表現能力，リーダー・シップやメンバー・シップ，保健医療に存在する諸問題，倫理的な問題への気づきと対応など，さまざまな学びをするのである．本書では主として看護過程に焦点を当てて述べるが，決してその他の学びを無視しているわけではないということを今一度断っておきたい．

　看護過程は，学生の思考を育成する看護実践の方法であり，学生の思考は多くの要因によって影響を受けているので，それら多くの要因次第でも，看護過程の

2 臨地実習で看護過程をどう教えるか

学びが変わってくるだろう．これについては後の章で考えてみたいと思う．

2）具体的な指導の実際

本項は，学生が日々実習を体験していくにつれて出くわすだろう問題，とりわけ，看護過程を使用しながら達成していく本実習目的に引き寄せながら，教員がどのような指導をしていく必要があるのかを具体的におりおり事例を含めながら解説していくことにする．

（1）受け持ち患者との初めての出会いの場面

実習初日に受け持ち患者を病棟の中間管理者より紹介され，受け持ち患者に挨拶したその瞬間から，学生と受け持ち患者との出会いははじまる．

「はじめまして，わたしは○×大学の2年生の黒田と言います．○×さんを今日から3週間ほど受け持たせて頂くことになりました．どうぞよろしくお願いします」と，学生は胸をドキドキさせながら患者に挨拶をかわす．学生が挨拶を交わしたそのときの患者の表情や言葉，行動をどれくらい注意深く見て取ることができているか，ここから既に学生の思考はまわりはじめている．

「○×さんはとっても難しそうな表情をしていたなあ…」，とか，「○×さんの顔色は良くないなあ…」とか，学生がなにかを感じ取っていればこれは本当に思考が割とスムーズにまわりはじめている．

いっぽう，「自分が何をしゃべったかを忘れてしまった…」とか，「緊張していて，患者の顔も見れなかった…」とかといった場合，学生の思考はまわるどころかストップしていると言っても良いだろう．このような学生の反応がそれ以後も続き，変化がないとするならば，思考以前の問題が存在しているかもしれない．そのような場合は患者との関わりの持ち方にも，言動内容にも教員のあたたかい指導が必要となるのだ．

家族以外の他者とあまり接したことのない学生は，「見知らぬ人とどうやってかかわれば良いか」を知らない．「見知らぬ人の前に立つこと，話をすることが怖い」と言う学生も居る．「先生，いっしょに患者さんのところに行ってもらえませんか」と言われた覚えもあるぐらいだ．

緊張が強くなる者，自分中心で相手が見えない者などなど，学生によって関わり方にアドバイスが必要となる．患者となんとか関わりを持ち始めることができなければ，看護過程は入り口にも達さないだろう．

学生が受け持ち患者とうまく関わりを持てているのか，持てていないのか，関

第Ⅲ章　看護過程；実習指導の実際

わり方はどうなのかを，教員が最もよく知ることのできる方法は，1つは学生と受け持ち患者が会話している場面をただ傍観者的に観察することであるが，一番よく見えてくるのは，学生が書いた記録である．記録については次項で取り上げるが，書かれた記録から，学生がどのような言葉を患者とかわしているのか，患者との会話内容はどうか，緻密に評価することができる．

たとえば，告知されていないがん患者に病気のことを無理に聞こうと土足で心の中に入り込もうとしていたり，患者が話をしている文脈とはまるで関係ないような方向に話題を切り替えているような場合，学生自身がそのことに気づけるようなアドバイスが必要となる．学生は気づいていないことの方が多い．恣意的に文脈を変えているはずなどは無いのである．文脈を変えていることに気がついていないだけである．

さて，先述したように，著者は，実習期間中，毎日学生が受け持ち患者とのやりとりの場面を立体的に書く記録様式を導入している．演習においても使用した{思考の訓練用紙}と同じものである．

(2) 患者とのやりとりの事実状況を立体的に記述すること

表22（⑯ページ参照）に示したように，この用紙は，①日時を書く欄，②患者とのやりとりの事実状況を立体的に記述する欄，③左の②で記述した内容に対して，解釈・判断・推理・推論してそれを記述する欄，そして，④学生自身の思考過程を評価したり，行った患者へのケアを評価して，それを記述する欄の4つから構成されている．

担当教員は学生に対して，実習が開始したその日より，毎日この用紙に向かって，患者とのやりとりの事実状況を立体的に記述するようにと指導する．また，この用紙に書いたことが患者のアセスメント・データとしてきわめて貴重なものになることも加えて指導する．

学生がこの用紙に患者とのやりとりの場面を記述できる，ということは，学生が客観的にその場面を捉えようとしている証拠であるし，学生の思考が少しずつ働いている証拠でもある．学生が患者との場面を記憶にとどめていなければ記述はできないだろうし，患者をよく観察できていなければ記述することはできないだろう．

担当教員は記述に際しては注意する点を説明する必要がある．すなわち，「記述にあたっては，患者さんとの会話だけではなく，患者さんの表情，動作，行動，そして学生自身が感じたこと，考えたことなども含めて書きましょう」と，また，

2　臨地実習で看護過程をどう教えるか

「事実に近い状況を再現するように書きましょう」と指導をするのである.

　学内の看護過程で使用する事例は，あらかじめ作られ教員によって準備されたものである．紙に書かれた事例である．事例が既に学生に与えられているのである．

　これに対して実習は作られた事例ではなく，生身の人間が学生のケアの対象となる．生身の人間である，まさに「その人」自身から，いろいろな情報を学生自身が努力して得ていかない限り，「その人」は見えないのだ．「その人」のことは全くわからないのである．「その人」に学生がうまくかかわりながら，「その人」を知っていくこと，まさにこれは実習でこそ訓練され得る能力である．毎日この経過記録用紙に記述して，アセスメントしたことが結果として，看護過程の第1段階である情報収集のデータになるだろうし，第2段階の分析的アセスメントに生かされていくことになる．

　さて，ここで学生が実際に書いた例を見てみようと思う．

①経過記録用紙に実際に書かれたA学生事例

　表27は，実際にA学生が記述した経過記録用紙の1部分，「事実状況の記述」欄に書かれた内容である．

　9月18日の事実状況の下線①の記述をみてみる．「術後1日目ということで，顔色は良くなくくちびるもチアノーゼの状態であった」とある．A学生がその場面で観察された顔色やチアノーゼのことが書かれており，それを「術後1日目ということで」と，顔色が良くないことやチアノーゼが観察される時期に受け持ち患者がある，という推論を含めて記述されている．つまり，ここには学生の思考が働いている．受け持ち患者を同じように訪室したとしても，何も観察しない学生も居るだろう．しかしA学生の場合，顔色やチアノーゼを観察できていること，指導者である教員はこの経過記録用紙からそのことを読みとれる．

　次の記述の下線②「…だからあんまり寝ていないのよ」という部分に学生は着目している．学生は，受け持ち患者は「寝ていない」と言っている．眠れていないのならば，自分がここに居ては患者さんの安楽を妨げることになる，と考え次の下線③「私はここにずっと居なければならないということもないので…」と受け持ち患者に語っている．すると，患者の夫が，「いやいや一緒に居て下さい」と答えている．ここでA学生は，受け持ち患者自身ではなく，患者の夫が返事をしたことに戸惑っている．受け持ち患者がどう思っているのかはわからない，と考え，沈黙が続き，学生はそのことが気になっている．そうしているうちに，受

第Ⅲ章　看護過程；実習指導の実際

表27　A学生の「事実状況の記述」

時間	事実状況の記述
9：45	（術後1日目，個室にて．だんなさんもその場面にいらっしゃった） 術後1日目ということで，顔色は良くなくくちびるもチアノーゼの状態であった①． 昨夜はバイタルを2時間おきに計っていたらしく 患　　者：うとうと眠りにつきそうになると体温と血圧を計らされちゃって…．だからあんまり寝ていないのよ②」と苦笑しながら話される． 学　　生：少しお休みになりますか．私はここにずっと居なければならないということもないので③でていきますけど 患者の夫：いやいや，一緒に居て下さい．人と一緒にいたほうが安心なんですよ． 患者さん自身は何もおっしゃってなかったが，うなずいていた表情であった．沈黙が続く． 患　　者：ねえ，Aさん体温を測ってくれないかしら（突然） 学　　生：はい，では今すぐ体温計とそれに血圧も計っていいですか 患　　者：ええ，お願いするわ Kさんの口調はさばさばしていたが，左手をおでこに軽くのせておっしゃっていた．氷嚢は1つ首の横に，氷ちんはソファーの上に置いてある状態で私が体温計を持って来たときは氷ちんを頭のうしろに置き，おでこにもぬれたタオルをあてていた． 患　　者：少し熱っぽい感じがするのよね ↓ 体温は36.8であった．安心した様子であった．

　け持ち患者がA学生に対して，体温を測ってくれないか，との依頼があり，その場に居ても良いという救いがもたらされている．A学生は，すかさず，血圧も測っていいですか，と受け持ち患者に問いかけ，快くそれを受け持ち患者が応じてくれたことで先の不安はぬぐいさられて，体温測定や血圧測定という行為に入る．その場面でもA学生は，氷枕や氷嚢の貼用部位の細かい観察をしている．

　事実状況の記述欄にA学生が記述した内容を入念にチェックすると，その思考過程が手に取るようにわかる．この日は実習が開始されて2日目という，未だ初期の記述であるが，A学生の場合，観察が良くできている，気づきが細やかである，受け持ち患者との対応を患者の安楽を考えながら行っていることが見えてくる．

　表28は，表27の「事実状況の記述」欄の右側にA学生が記述した「解釈・判断・推理，推論」である．

　上述したように，A学生が顔色不良に着目していることが明確に示されている．そして，その原因について，創部痛はないこと，昨夜は睡眠不足であったこと，生理が2日目であること，麻酔の影響があること，術後1日目であること，などを考えていることがわかる．さらに，受け持ち患者の対応の仕方や行動を観察しながら，「ものごとをはっきり言う方」という観察をしている．そして，いろい

2　臨地実習で看護過程をどう教えるか

表28　A学生の解釈，判断，推理，推論

解釈・判断・推理・推論
（術後のとう痛はないものの） 術後1日目であるし，昨夜の睡眠不足，生理2日目（Kさんは生理中ものすごく腰が痛くなるらしい）麻酔が気持ち悪かったと言っていたので，それらが重なって顔色が良くないのであろう． Kさんはものごとをはっきり言う方なので，いやな時はいやと言うように感じる．大部屋に早く戻りたいということも言っていたし，私が朝初めて部屋に来た時には，3，4人の患者さんたちが部屋を訪れていたので，人と接するのは好きな方で社交的であると思う． 午後にも同じように自分から体温を計りたいと言っていて，しきりに氷嚢や氷ちんをかえたがることから，熱に対して本人がとても敏感であることがうかがえる． 午後の体温も37度とそれほど高くないのに，なぜ体温を気にするのか？（これは看護婦さんからの情報もある）． 以前手術した時に熱がありそれは創部からの影響だったらしく今回も本人はそれが頭にあるのだと思う．氷ちんetcをかえて新しく持って来たときはとてもホッとした様子で気分的に楽になるようだ．今のKさんにとっては氷ちんや氷嚢が精神的に落ちつかせてくれるものの1つだと思う

表29　A学生の思考過程及びケアの自己評価

1日何回も氷ちんをかえることになるが，そうすることによって患者さんを少しでも楽にすることが出来るのであれば，これからも，どんどんやっていきたいと思う．本人から言われてやるのではなく，こちらから声かけをして行えれば…と感じる．

ろと行動の観察をしたうえで「人と接するのは好きな方で，社交的であると思う」と推論している．

　次には，「熱に対して敏感になっていること」に着目している．その着目の理由に，患者自らが体温を測りたいと言ってきたこと，氷枕や氷嚢を交換したがる，などの行動の観察がある．そして，「氷枕を新しく持って来たときには，とてもホッとした様子で気分的に楽になるようだ」，と捉えている．そこから，「氷枕や氷嚢が患者にとって精神的に落ち着かせてくれるものの1つだと思う」とA学生が行ったケアの効果を捉えていると同時に，次からのケアの方向性を考えている．

　表29は，表27の「事実状況の記述」欄，表28の「解釈・判断・推理，推論」欄の右側に，これら表27，表28を受けながら，A学生が「思考過程及びケアの自己評価」の欄に記述した内容である．

　ここでは，「氷枕をかえる」というA学生が行ったケアを評価している．「…そうすることによって，患者さんを少しでも楽にすることができるのであれば，これからもどんどんやっていきたいと思う…」と，氷枕をかえる＝患者の安楽，と

89

第Ⅲ章　看護過程；実習指導の実際

いう思考になっていることが伺える．そして，「これからもどんどんやっていきたいと思う」というようにA学生の思考や行動の特徴が表れている．そして次の，「…本人から言われてやるのではなく，こちらから声かけをして行えれば……と感じる」とある．ここにもA学生の思考や行動の特徴が先と同様に表れている．しかしながら，氷枕をかえる＝患者の安楽ということにとらわれすぎていて，なぜ患者は氷枕をかえることを望んでいるのか，その裏に何が存在しているのか，という部分にまでは突っ込めていない．視野が狭くなってしまっている点にA学生が気づいていない．こういう場合には，A学生が自分の思考の傾向性に気づけるような教員のコメントが必要となる．教員はたとえば，「患者さんはなぜ氷枕や氷嚢にこだわっているのでしょうか」ということをもっと追究してみましょう，というように，別の角度から考えてみるようにというようなアドバイスが適切だろう．学生の思考を否定したり，思考の方向を指図したりすると，思考は固くなってしまうばかりである．

　さて，A学生事例を取り上げて見てきたが，経過記録用紙に毎日書かれた内容から，学生の思考が手に取るように見えてくる，ということに気づいて頂けただろうか．学生が実習している，まさにその場面を観察することももちろん重要であるが，学生の頭の中に存在している思考を見るためには，ここに書かれた内容はきわめて貴重な位置づけにあると考える．看護過程の最初の段階，すなわち，情報収集，アセスメントの段階は，この経過記録用紙がどれくらい豊富に書かれるのかがモノを言うことになる．その意味で，実習1週目は，情報収集，アセスメントへとつなげていくために，とにかく，毎日の経過記録用紙への記述に力を入れるように，教員の指導が必要となる．

　以前に著者らは学生の思考過程を明らかにすることを目的とした研究で，この経過記録用紙に学生が記述した内容を分析した[6)7)]．その結果，**表30**に示したような思考の構成要素を見いだした．要素の1つめの，「手がかり」が豊富に事実状況の記述欄に書かれていることや，要素の2つめの，「疑問」が場面場面で多くあがってくること，そして，仮説へと導く思考の発展があることなどが見えてきた．教員が，学生の経過記録用紙にコメントする場合に，表30に示した構成要素は有用であると考えている．

(3) 情報収集の仕方へのアドバイス

　受け持ち患者の記録は病棟には山ほどあるだろう．学生は「その人」のことを知ろうと，一生懸命記録物からメモ帳へといっぱいの情報を写す．なかには過去

2 臨地実習で看護過程をどう教えるか

表30 学生の思考過程の構成要素[6)7)]

要素	下位項目
1. 手がかり	①患者の言葉，表情，声のトーン，語尾，イントネーション等の変化 ②患者の身体症状，活動等の変化 ③患者を取りまく人的・物的環境の変化 ④これまでの仮説に対する患者の反応 ⑤今まで見てきたことが，新たな意味をもつ
2. 疑問	①患者の言葉，見たことに対して疑問をもつ ②状況の意味や変化に関する疑問をもつ
3. 疑問解決のための確認	①疑問を確認しようとしている ②疑問を確認している ③患者の状況に合わせて確認を保留する
4. 仮説	①患者のある状況からの1つの仮説 ②患者のある状況からの複数の仮説 ③以前の患者の状況と今の状況との比較からの仮説 ④これまでの患者の状況から統合された仮説
5. 仮説の検証	①仮説を確認しようとしている ②仮説を確認している ③患者の状況に合わせて確認を保留 ④仮説とは異なる患者の反応への疑問 ⑤仮説の修正
6. 意図した関わり	①手がかりからのケア 　　ア．決める　　イ．実施する ②これまでの仮説に基づく看護ケア 　　ア．決める　　イ．実施する ③自分の判断と患者のその時の状況に合わせたケアの工夫 　　ア．決める　　イ．実施する
7. 関わった効果の確認	①患者の反応から効果を確認する ②患者へ問いかけをして効果を確認する ③評価からの次回の看護方針

の病歴を取り出して，たとえば過去の入院歴などからおよそ2年間分はあると思われる情報の山からメモ帳への写しを始める者も居る．

　教員はすかさず学生に，「何のために記録物から情報を得ているのかしら？」と一声かける．学生はとにかく受け持ち患者の洗いざらいの情報を得なければ気がすまない，といった表情で教員の顔をにらみつけるだろう．

　ここで教員は，「いま，あなたが受け持ち患者さんと接することで得られる情報は本当に宝物ですよ……あなた自身がつかんでくる情報ほど事実に近いものはないですよ」と，学生が患者とのやりとりで得られる情報の意味に気づくよう働

第Ⅲ章　看護過程；実習指導の実際

きかける必要がある．過去の医学情報については検査結果や医師が記した記録に頼るほかはない．しかしながらすべての医学情報，臨床データが重要なのではない．「医学的な情報の意味や今までの病態の変化を読み取りながら，記録物を見ているかしら…」と，教員はただ単に記録物からすべてを写し取っている学生にヒントを与える．

看護過程の第1段階である「情報収集」は，学生が患者を受け持ったその瞬間からはじまり，実習最終日までの，受持ち患者を学生が受け持つ期間のあいだじゅう積み重ねていく必要がある．看護過程では第1段階と位置付けられていても，「情報を得る」ということは，日々繰り返し繰り返し続けられるべきものである．ただし，情報を得るための土台が出来上がっていく分，情報の意味も深まってくるのである．

(4) わたしたちは情報収集屋ではないというアドバイス

ところで，学生が「情報収集」ということをあまりにも考えすぎて，「情報収集屋」的なかかわりをしてしまう，というような落とし穴に入ることがある．そうした場合，学生は「自分は受け持ち患者さんと何のためにかかわっているのだろうか」とわからなくなり，落ち込んだり，受け持ち患者とぎこちないかかわりしかできなくなったりする自分に腹を立てたりすることもある．

このようなとき教員はどうするべきか．

学生自身から，「自分が何を目指して患者さんとかかわっているのかが見えなくなってきた」と表現されてきた場合はともかく，静かに落ち込みなぜ落ち込んでいるのかも表現できず，患者のベッドサイドに行けないような場合も多々ある．教員は，「今日はベッドサイドには行かないの？」とさりげなく声をかけ，「いけないのだ…」と学生が表出し，なぜ行けないのかを学生自身が気づけるようにかかわる必要がある．「不自然になってしまうのはなぜかしら…」，「患者さんは今どのような思いでベッドに横たわっていらっしゃるのかしら…」「あなたは，ナースとして，どのような役割を担わなくてはいけないのかしら…」などと，学生が今だからこそ考え，気づかなくてはいけないことへと方向づけできるような指導をすることが重要である．

(5) 学生のアセスメントへの指導

実習がはじまって2，3日も経つと学生は実習場にも慣れてくる．少しずつ先を見て動けることもできるようになってくる．この時期学生は一定程度の患者に関する情報は得ている．今度は看護過程の第二段階，分析的アセスメントへと進

2 臨地実習で看護過程をどう教えるか

んでいくこととなる．
　学生は得られたそれら情報の意味を解釈し，判断し，推理・推論する，アセスメントの作業へと1週目の半ばでようやく入ることができる．
　演習で行ったアセスメントの訓練がここでモノを言うことになる．ただし，演習とは異なる対象を受け持っているにもかかわらず，演習のアセスメントと同じ内容を記述するような戸惑う学生も居る．はじめて生身の人間を対象としてアセスメントするのだから無理もないことでもある．しかし，このアセスメントにおける教員の指導は非常に重要なのである．
　演習で獲得した能力がフルに生かせるような学生は，教員も驚くほどアセスメント用紙の情報欄に適切なアセスメント項目ごとの情報が記述されてくる．このような学生はアセスメントとは何か，がきちんと捉えられ自分のモノとなっている．アセスメントが単に情報とイコールではないことに気づけている．また，患者の行動の奥に潜む意味を科学的に追究しようとしている．教員はこのような学生に対しては，「とてもよく記述できている．もっと頑張って情報の追加，そして，情報の解釈をしてみましょう」と激励する．学生が達成できたことはそのたびに誉め，学生の意欲を駆り立てるようにまわる．
　いっぽう，演習ではできていたはずなのに，実際の患者を対象とすると途端にアセスメントできない学生もいる．得られている情報量もいまだ乏しいような場合も多い．このような学生には「あせらないで時間をかけてじっくりと考えましょう．まず，アセスメントの項目ごとに，1つ1つ適切な情報をあげていきましょう」と指導し，学生が一番てこずっていると考えられる部分に重点を置いて指導する．
　表31に学生が実際に書いたアセスメント事例を示した．

(6) 刻々と変化する患者と学生のあいだを取り持つ指導

　学生が受け持っている患者は，1日1日本当に多様な体験をしている．たとえば昨日は夜眠れず元気がまったくなかった患者が今日は「散歩に行きたい」というほど元気な場合もある．いっぽう，昨日は発熱もなくあちこち動き回って元気だったのに，今日は発熱し，「何も食べれない．誰とも話をしたくない……そっとしておいて欲しい…」と言っている患者とか，本当に目の前に居る生身の患者は学生の予測をはるかに越えた現実の病んだ人なのである．
　外科系の病棟で手術前後の患者を学生が受け持った場合はこの変化が一層激しい．術直後から数時間で患者は劇的な変化を呈するのである．学生が患者の変化

第Ⅲ章　看護過程；実習指導の実際

表31　学生が実際に書いたアセスメント

アセスメント項目	得られた情報→解釈・判断・推理，推論をする	結論　＊左記での要約
①交換 1）栄養	9/18　術後1日目で朝は流動食．みそ汁，牛乳，おもゆ（2種類）のうちみそ汁だけのむ．徐々に5分かゆへ．摂取量は日がたつにつれて多くなり，9/19の昼は8割ほど食べていた．本人は和食が好きなようである． 9/19→おかゆをいつも残しているが，本人は"おかゆはあまりお腹にたまらないから普通のご飯が良い"と言っているので心配はないだろう．9/20からは並食になるので残さず食べると思う．1日の間に食欲もかなり出たし，それによってエネルギーがたくわえられ，これから体を動かしていくのに重要な役割をしめるだろう．	徐々に食べる量が増し，バランス良く食べられているので栄養に問題はない．
2）排泄	9/18　術後1日目．朝8：30に膀胱留置カテーテルが抜去され，午後2：00歩行してトイレまで行き，500 ml排尿する→午後になってから尿意を感じたようである．排尿はスムーズに行えたので，これから先は心配ないと思う．（その後次の日の朝まで4回排尿あり，尿量ともOKである） 9/18, 19　排便なし→術前は多いときに2回/日で毎日排便あり．本人も「明日あたり出そうだわ」と言っているし，食事も19日は7割ぐらい食べているので，明日あたりあるかもしれない．生理中ということもあって気分的に不快感はあると思う（排便の際に） 9/20　「お腹は，はっている感じもない」触診したがはっている様子も聴診したろころ，コロコロとぜん動運動が聴取できた→本人の言う通り，お腹ははっていないことから，本人も苦しそうではなかった．水分も食事以外にミネラルウォーターやジュースを飲んでいるので充分摂取はしていると考えられる．食事も19日にやっと並食になったので硬便ではないと思う．	排尿は問題ない． 排便においては17日（手術日）からまだない．術前は1日に1回以上必ず排便があったし，摂取量も増えてきたので，あってもよい頃である．2, 3日様子をみて出なければ促す方法を考えるべきだ．
3）身体調節	9/18　術後1日目の朝，顔色悪く，チアノーゼ．おき上がると気持ちが悪いと訴える→術後直後であるし，昨夜の睡眠不足，生理中etcが重なっておこっていると考えられる（午後にはロびるの色も赤くなり顔色もよい） 9/18～20　体温36.8～37℃→平熱が36.6℃ぐらいなのでそれほど問題はない（身体調節としては）（しかし，本人は氷のうや氷ちんで冷やしている）	現在のところ問題はないが術後3日目なので感染に注意が必要である．
4）循環	9/11　臨床検査Data HGB→9.9．平均値より低い→1回目の手術後毎日皮下穿刺を行い，出血があったこと，また1回目の手術による出血量の多さから，HGBの値が下がったと思われる． 9/18　午前中，右手，右腕の浮腫→右乳房切断術であっ	19日以降は右手，右腕，また創部の浮腫はなく問題はない．また出血も日に日に少なくなり，血液の色も正常なので，循環に問題はない．

2 臨地実習で看護過程をどう教えるか

アセスメント項目	得られた情報→解釈・判断・推理，推論をする	結論　＊左記での要約
	たこと，しばらく右腕を固定（昨日の間中）していたことからむくみがでたと思う．ただし，午後になってからは，左腕とかわりはなく楽になったようである． 9/18, 19〜　胸部からのドレーン．出血量は18日 25 ml　19日　30 ml　20日　20 ml　色は暗い赤色→日に日に出血量が少なくなってきているので，この調子でいけばよいだろう．	
5）酸素化	呼吸状態は正常である．	これについては問題はない．
6）身体統合性	9/18〜　すぐに熱がでているのではないかという訴えあり→前回の手術後に熱がでて，創部がパンパンにはれあがり炎症がおこったという体験から熱に対して敏感になっている．しかし熱は37℃以下で高くもないので，安心させるために氷のうや氷ちんを使用していくべきだろう．	本人は熱があるように感じていても体温は36.8℃〜37℃ぐらいなので（平熱も36.7℃なので）問題はない．ただし前回高熱が出たため（手術後），注意を払う必要はある．
②運動	9/18　腰痛あり→術後ねたきりになっていたのと，生理2日目が重なっておこったと考えられる．本人も腰痛に関して腰の下に　このような装置を入れるなどして工夫をしている． 9/18, 19　19日は1人で歩行ができるようになる．またベッドさくにつかまって1人で起きあがれる→1日での回復がとても早いと感じる．しかし，それぐらいでないと早期離床は無理なのかもしれない．ただし，術後2，3日は右腕をあまり動かさないようにしなければならないので，声がけは必要だろう（本人もよくわかっているけど） 9/18, 19〜　18日から，指先を動かすなどのリハビリをベッド上で行う→足に関しては歩行しているので浮腫もなく，これからもそれを維持すべきだろう．右手はまだひじから先しか動かせないが，ゆっくり時間をかけて毎日行えば可動域は広がると思う（意欲も充分にあるので）	腰痛に関しては18日以降，起き上がったりしているので訴えもなく器具も入れてないようなのでおさまったと思う．右腕が不自由なので，なにもかも左手が負担しているためトイレや食事の際は少し大変なようであるが，1人でどうにかこなしている．とはいえ右の指先は器用に動いている．今後，主に三角筋や二頭筋のリハビリが必要である．
③伝達	9/18, 19〜　本人ができなく介助してほしいところを自分の口から発している．→本人から言ってくれるので，本人のペースにあわすこともできるし，特別に問題はないだろう．	伝達に関して問題なし
④関係	9/18　だんなさんがいて子供はいない．本人は4人兄弟で毎日誰かしら面会に来ている．「毎日4人は面会に来るから幸せだわ」ともらしている→術後ということもあり，だんなさんはつきっきりであったが，とても優しい気さくな方で，まずは患者さんの意見を聞いてから行動	家族が協力的なので充分なサポートをうけている．また，家族同士も支え合っているように思う． 他者とのコミュニケーション

第Ⅲ章　看護過程；実習指導の実際

アセスメント項目	得られた情報→解釈・判断・推理，推論をする	結論　＊左記での要約
	している．夫婦仲が良いととれるし，時にはギャグ等をいって漫才をしているのをみると，2人で一緒に頑張っていこうという姿がうかがえる．子供がいないせいか，私に対して娘のように接してくれることもあり，気楽に何でも言ってくれているようだ．姉妹は毎日くるようで，だんなさんが仕事でこれない分，精神的な支えになっている感じである．家族からのサポートは，充分にあると考えられる． 9/18　午前中は個室で，私が初めて入ったとき，大部屋で一緒だった患者さん達が遊びに来ていた．→4人ほど来ていて大部屋から遠いのにわざわざ来てくれるぐらいの良い関係があると感じる．術後1日目の朝だったのに，患者さん方の応答にもしっかり答え，職業で販売員もしていたことから，会話のキャッチボールはうまくできていると思う． 9/18　午後大部屋に戻って来る．同部屋の方々から「お帰り，元気そうじゃない」と歓迎されていた．また毎日のようにお菓子のさし入れがある．ベッドをとびこえて1つ向こうの人と話したり，「この部屋の人達はね，似たような病気だから，皆同じような感情を抱いているんだよ」とも言っている→どうやら大部屋に早く戻りたかったらしい．でもその方が本人にとって退屈しないし，仲間といる意識があるようだ．コミュニケーションは誰とでも気楽にとれる方である． 9/19　「主人は今まであまり家のことは手伝わなかったけれど，私がこうなったから，きっとやってると思いますよ」→だんなさんと2人暮らし．患者さんの家庭内の役割は，だんなさんがやっていると思う．また患者さんの姉妹が協力的な方々なので，だんなさんのサポートもしているのではないだろうか． 右乳房切断術をしたため，だんなさんからはこれから性的な理解を得る必要があると考えられる．本人も女性として乳房を失ったことでの喪失感やボディイメージの障害はあると思う．どの程度感じているのか，それに応じてどう対処できるのか(下着など)考えていかなければならない．	はうまくとれているし，また会話することが毎日の楽しみの1つになるであろう．自分から積極的に話すこともあり，性格的に社交的だと思われる．
⑤選択	体温が上がることに対して氷のうや氷ちんで冷やすようにしている→患者さんのかかえている大きな問題の1つが熱があがることの怖さである．積極的に氷のうを変えてほしいと言うなど，対処していると思われる．またひやす部位を頸部にしているので，熱を下げるメカニズムの理解もあるし，自分なりに対処している． 術後のため，右腕があまり動かせない→食事も左手では	何もかも人まかせではなく，自分である程度どう行動すべきか考えて，動いているようだ．現実とのギャップに対して逃げることなく前向きに進んでいる姿勢がある．

2 臨地実習で看護過程をどう教えるか

アセスメント項目	得られた情報→解釈・判断・推理，推論をする	結論　＊左記での要約
	しをもちなんとか対処しているようだ．ただし本人言わく，"排便の際左手で拭くのが大変そうだ"と言っていた．介助したいところだが，自分が入りこむ必要はないと思われ，本人1人でできるとは思う（排尿や下肢の清拭は1人でやっているので）． （医師の話による）右乳房切断術を行ったが，その後乳房を再形成するという希望はない． （チャートによる）乳房を失った人に対応した下着には興味を示していた→乳房喪失のショックは本人自身うけとめ，わりきっているようである．それよりも下着でその分を補うという対処を考えているようだ．	
⑥価値	9/18 「体温を計ってくれないかしら」「氷のう，氷ちんを変えてほしい」→熱に対してとても敏感になっているようだ．1回目の手術後，熱が上がったことが続いたので，今回もかなり気にしているらしい．熱はなくとも熱っぽいと感じているし，熱が少しでもあがると前回のようになる…と思いこんでいるようだ． 9/19 「本当に本当に看護婦さん達は手厚い看護をして下さって…．何から何まで看護婦さんに助けられちゃったワ」→看護婦さんに対してとても感謝の気持ちをもっていると感じられる．主治医の先生への信頼も厚いようである． 9/18，19 ガーゼ交換は担当医の先生にやってもらいたいという希望を出している→担当医の先生への信頼も厚い様子．本来ガーゼ交換は午前中なのに午後まで待ったり（担当医が来るまで），注射も点滴も担当医にやってほしいと言っているので，まかせられる医師にやってほしいという信念はあるようだ．	人と人のつながりについて情が人よりある方だと考えられる．特に本人に対していろいろとやってくれたナース，担当医には，ものすごく信頼をよせているようだ．やってもらってあたり前というより，こんなにいい看護をしてもらってとても幸せな環境にいるととっている様子である．
⑦知覚・認知	9/18　前回の点滴がとても痛くて（2日前），今日も疼痛があった．今日はパンスポリン静注をやったのだが，点滴を行なう医師が前回と同じ人で「なんでまたあの医師なのかしら．いやだわ」と顔をひきつらせながら言っていた→おとといの痛みが残っていること，2回ほど刺し直したことが本人にとっては不安だったのだろう．ましてや前回と同じ先生であればなおさら不安はつのるはずである．医師やナースに対しての好き嫌いはかなりはっきりしている方で嫌な時は名前を出すほどである． 9/18 「本当はね，手術の日と生理日が重なりそうだから薬でこないようにしようと思ったんだけど．先生が手術の時は余計なもの飲んではいけないって言われて…．でもまんまと手術日に生理になったのよ．困っちゃうわよー」→術後ということもあり，生理はかなり大きく患	性格的には好き嫌いのはっきりしたさばさばした性格の持ち主であろう． 何事に対しても前向きであり，悩み事を1人でかかえこむタイプでもないようである．

第Ⅲ章　看護過程；実習指導の実際

アセスメント項目	得られた情報→解釈・判断・推理，推論をする	結論　＊左記での要約
⑧感覚─感情	者さんに負担をかけているようだ．1週間程度のことであるし，仕方のないことであるとわりきっていると考えられるが，気分的には落ち着かないだろう． 〔痛み〕 ①腰痛(9/18, 19)→生理中であることが大きな原因だろう．しかし，生理の日にちが経つにつれて訴えも少なくなり，腰にこの装置も入れなくなったことから，少しずつやわらいでいるように感じる ②点滴→手術日に行った点滴の部位の痛さが続いているが，昨日より楽になっている．今日からの点滴は他の部位にうっているので安心した様子であった． 〔不安〕 熱が上がることに対して→前回のことがあるので，熱には敏感である．"体温を測ってほしい"という訴えが毎日あるが，それは心の中の不安の訴えであるととれる． 〔おそれ〕 創部がはれないかどうか心配する→前回パンパンにはれあがったので今回もそのおそれがあるらしい．毎日穿刺し．再手術になって退院できなかったという体験がその背景にあるからだと思う． 〔かゆみ〕 9/19　右わき下のかゆみを訴える→(本人皮膚が弱いため)ガーゼをはりつけているテープのかぶれによるものであろう．	疼痛に関しては本人から発しているが，不安や心配などは，直接口には出さず，他の訴えとして表現しているようだ．他の訴えが本人のどんな感情なのか今後しっかり把握する必要がある．
⑨認識	(チャートを見て) 前回の手術後，本人に告知してある．本人も告知されたことによって早めにわかり，切ってもらえて…と述べている． 9/18　「担当医の先生はしっかりインフォームドコンセントしてくれるから，本当に良かったわ」→病気に関しては医師から説明を詳しくうけているようで，本人も告知に後悔はない様子．しかし不安は直接口には出さなく，間接的な訴えとして出しているので今のところ，アセスメントがあまりできない(私自身本人が病気の予後のうけとめなどはキャッチしていない) 9/18　前のベッドの人がリハビリしているのを見て「私もリハビリしなくちゃね」と言う→前回も手術をしているからリハビリの必要性は理解しているようである 9/19　医師の回診の時，2度目の手術はどのくらい切ったのか，創部が熱っぽいので氷のうで冷やしてよいか聞いている→医師に対して積極的に質問し現在の自分の状況を知ろうとしているようだ．	病気に関してはある程度理解はしているようだ．またリハビリに対しても意欲は充分ある．

2 臨地実習で看護過程をどう教えるか

について行けるかどうか，これに関わるアセスメントの指導も重要である．術後の観察項目は調べてきていても，いざ患者の前に立つと，すべて忘れてしまって何を観察していいのかわからないというのがふつうである．教員は，学生に「自分で観察できなくても看護婦さんが観察していることをよく見ながら何を観察しているのか，それはなぜなのかを学習しましょう」と学生の緊張を高めないよう，学生がその場で注意深くナースが観察している場面を見ながら，何を観察すれば良いのか，それはなぜなのかに気づけるかかわりをする必要がある．

「後追い（あとおい）」というテクニカルな看護界の言葉があるが，これは事実が先行するのと同時に学生が患者の援助に関わることはできないが，そのときは何をやっているのか，何を観察しているのか，何を援助しているのかわからないが，とりあえずスタッフや臨床指導者と患者の援助に関する行動をともにする．行動をともにしたあとで，「なぜあのときあんな観察をしたのか」，「なぜあのときあんなケアをしたのか」を事実が終わったあとで振り返り学習を深める，ということを指している．

著者も学生は「後追い」でも良いから，そのときその場のケアをとにかく「実践してみる」ことを優先させている．もちろん，安全・安楽には注意を人一倍注いでいるし，注ぐように教員には指導している．看護は何も行為を起こさなければ獲得できない実践なのだ．学生はそのチャンスを現場で与えられているのだ．実践しなければ見えないこと，わからないことが現場には山ほどある．それを進んで学習できるように，教員は学生にかかわるのである．

(7) アセスメントができたら，全体像へと方向づける指導

実習1週目の後半（月曜日から始まるとすれば木曜日か金曜日，つまり，実習4，5日目）にさしかかってくると，一般的には，学生は受け持ち患者に関する分析的なアセスメントを修正を加えながらも，ほぼ全項目終わらせている．

ちょっとここで｛一般的｝と断ったのは，1）実習1週目に受け持ち患者が手術を受けるような急性期の場合，2）受け持ち患者の入退院・転棟などがこの時期あったような場合，そして，3）受け持ち患者が急変したり，ベッドから転落するなどのアクシデントがあった場合は，スムーズなアセスメントができなかったり，患者の変化にアセスメントがついて行けなかったりで1週目に分析的なアセスメントを終わらせるのは無理である．

もちろん，教員や臨床指導者は学生がわからないとするアセスメント項目については適宜アドバイスを加え，学生の理解を助けるようなサポーティブなかかわ

第Ⅲ章　看護過程；実習指導の実際

　りを継続させてはいる．この時期に患者との間で何もトラブルなくスムーズに関係を保ててきている学生は，受け持ち患者との関係をより発展させて，その分，患者の多様な側面が掌握できているのだ．

　この時期になると看護過程の達成度の目安としていた全体像の描写の時期にあることを学生に指導する．

　「さあ，1週目が終わって，2週目に入る前の休日をちょっと使って，全体像を書いてみましょう．アセスメントがだいたい書けている学生は，それらを統合することができると思いますよ．演習でやったように，図式化してみて，各項目のアセスメントの結論の関係をビジュアルに描いてみて，それを文章として表現してみよう．演習でやったように各アセスメントの結論どおしの関係をよく考えて…」

　学生の中には，「書けるかどうか不安だ」とか，「自分が考えていることがこれで良いかどうか迷っている」とか，いったんアセスメントしたことと，それ以後の患者の言動や行動に戸惑いをもち，どうすれば良いのかわからなくなっているような場合もある．

　このような時には，実習中に面談を持てる時間を用いて学生の話を聞き，アドバイスをする必要がある．実習時間内では無理な場合は，実習が終わってから研究室にてアドバイスをするような場合も出てくる．いずれにしても，実習にコミットメントしてきているこの頃の学生は，学習の動機が高いし，本当に一生懸命悩んでいるので，教員のアドバイスは「餌を獲た魚のごとく」学生にとっては貴重なものとなるのである．

　全体像の指導は，既に演習でも行ったように，受け持ち患者の生活構造やライフプロセスを軸として置きながら，各アセスメントの結論を統合する方向で考えるようにと方向付けを行う．結論を図式化してみると思考がスムーズになることを加えて指導する．これらを考えていくうえで，各結論がどのような関係にあるのかが，矢印や線でつなぎ合わせてみることで見えてくるものだということも学生自身が納得できるように示す．そして，図式化したうえで，それを頼りとしながら文章として表現していくように指導する．

　全体像を描くことができて始めて学生は受け持ち患者を全体論的な視点でとらえることができるようになるだろう．この際，受け持ち患者の疾患がどのようなステージにあるのか，治療方針はどのようになっているのか，予後はどうなっているのか，生活構造やライフプロセスはどうなっているのだろう，というように

2 臨地実習で看護過程をどう教えるか

　眺望的な視点で受け持ち患者を把握することの必要性に気づくだろう．受け持ち患者の「今」だけを見るのではなく，過去や未来という視点を持つこと，プロセスの一時点として見ること，今後の見通しを予測することなどの必要性にも気づくだろう．教員はこのようなポイントに学生が気づいて着目できるよう，学生の考えの幅を広げたり，思考の深まりを増したりという指導が期待されているのである．

　全体像を描く場合に学生が出くわす困難に，せっかくここの段階まで一生懸命取り組んでいたアセスメントの結論を生かせず，生のデータに戻り，生のデータを使用して全体像を描いているような場合である．こういう時に教員は学生がアセスメントの結論を生かせていないことに気づかなければならない．そのうえで，アセスメントの結論をどのように全体像に生かしたのかについて質問をしてみる．「全体像を書くときに，どういう手順を踏んだのですか」と．学生自身が，アセスメントした結果を使っていないということに気づくようにし向けるのである．全体像はアセスメントをした結果が反映された，言ってみれば濃縮度の高い内容となっているはずである．全体像の描写に会話場面のデータなどが含まれるはずはない．そうした場合は，アセスメント不足が指摘できるだろう．「全体像は，あなたが今まで取り組んできたアセスメントの結果がすべて反映されるものです．アセスメントの結論を使って，結論どおしの関係を考えながら組み立てていけば，生のデータに戻る必要はないんですよ」と，学生が「なぜ，わたしは生のデータに戻っていたのだろうか」と気づけるように働きかけるのである．

　さて，机上で展開しているばかりでなく，受け持ち患者はこうしているあいだにも，もちろん日々変化している．病態が悪化したり，回復がすすんだりと，毎日刻々と変化しているだろう．学生がアセスメントをしたり，全体像を描いているその内容が，目の前に居る受け持ち患者には既に古くなって，そぐわないような場合が多いことだろう．このような場合は，アセスメントの修正や追加，そして全体像の修正や追加は必要である．しかしながら，刻々と変化する受け持ち患者にふさわしい内容を限りなく望んでも，いつまで経っても次なるステップには行けない．そこで，重要な変化を見逃さないようにと学生に指導しながら，全体像が描けたら次の段階に進むようにとアドバイスする．次の段階であるケアプランの立案は，受け持ち患者に看護援助するにあたっての直接ケア内容自体にかかわるものである．ケアプランが立案されない限り，受け持ち患者への意図的なかかわりはできないことになる．という意味でも，いち早くケアプランを立案する

第Ⅲ章　看護過程；実習指導の実際

ようにと学生を方向づけるのである．

表32に学生が実際に書いた全体像の描写事例を示した．

(8) 全体像が描けたら，ケアプランの立案へと方向づける指導

　ケアプランの立案は，既に演習でも取り上げたように，a．長期目標，b．短期目標，c．健康問題に対する反応，d．期待される結果，そしてe．看護介入計画の5つから構成されている．教員は，これらの構成要素についてこれら1つ1つの意味も含めて学生がどれくらい理解しているのかを最初に確認しておく．とりわけ，2年次の前半期の実習では，学生は演習を終えて始めてこのケアプランの立案に取り組むことになるので，理解度の確認は必須である．

①長期目標と短期目標に対する指導

　ケアプランの立案の中でも，学生が第1に取り組まなければならないのは，①長期目標と②短期目標である．これら目標設定は，学生が全体像に書いた内容を見ながらその同じ時点で考えるように指導する．長期目標は，受け持ち患者が1か月後にどのような状態になっていることが望ましいのかということを，看護的な視点で考えた内容を，多少抽象度の高い表現で挙げるように指導する．いっぽう，短期目標は，受け持ち患者が1週間後にどのような状態になっていることが望ましいのかということを，看護的な視点で考えた内容を，多少抽象度の高い表現で挙げるように指導する．長期と短期の目安は，だいたいの場合は，1か月，1週間と想定しているが，患者の疾患特性や状況によっては長期の1か月を2週間とした方が良い場合，あるいは，短期を1週間ではなく，3日とした方が良い場合など，教員が患者に応じて臨機応変に判断して，学生にアドバイスする必要もある．教員自身が判断できないような場合は，患者についてよく把握している臨床指導者と相談することも必要であろう．

　ところで，長期と短期の目標を考える場合によく出くわす学生に見られる困難として，まず，受け持ち患者ではなく学生が主体になって目標を考えているような場合である．このような時には，目標の主体は受け持ち患者である旨を強調する．たとえば，「手術後合併症を起こさず，良好な回復経過をたどり，早期離床にも意欲を持つことができる」となっていれば，受け持ち患者主体であるが，これが，「手術後合併症を起こさず，良好な回復経過をたどり，早期離床にも意欲を持つことができるように援助する」となれば，これは援助者，すなわち，学生主体となる．受け持ち患者自身が，どのようになることを望んでいるのかを推測しながら考えるようにと，方向付けを行う．場合によっては，臨床指導者の指導

2　臨地実習で看護過程をどう教えるか

表32　学生が実際に書いた全体像の描写

受け持ち患者の○月×日の全体像

　47歳の女性で夫と2人暮らしである．××年に右胸にシコリをふれ，ストレス等で急に大きくなり，××年○月に，その部位から出血，入院時の診断は右乳腺出血性腫瘍である．○月○日に右乳房切断術を行ったが，その後創部が良くならず癌を合併していたことがわかり○月○日，右乳癌のためリンパ節郭清術を行った．1回目の手術後，創部が炎症をおこして熱を持ち，腫脹がみられたこと，体温の上昇，毎日皮下穿刺を行ったことの苦痛や，それによって決まっていた退院が出来なかったショックの体験があるせいか，2回目の手術後は，自分の体温や，創部の腫脹にとても敏感で，平熱でも氷枕や氷のう（頸部と創部にあてている）を1日中あてている状態である．×日の夜に術後初めての排便があった．○日から食事が並食になり，ほぼ全部摂取していたことと，水分も食事以外に充分摂取していたので時期的には良かったのかもしれない．また右腕があまり動かせないため，左手が負担している．特にトイレが大変だと本人は言っているが，（生理中ということもあり）介助なしでこなしているので，これからは右腕のリハビリ（三角筋，上腕二頭筋，三頭筋，関節）が重要になってくるだろう．胸部ドレーンの出血の量も減り，血液の色も暗い赤色のため順調で，もう少ししたら取れるのではないだろうか．○日から5日間フェジンの静注が始まったが，これは○月○日による血液検査データのヘモグロビン値が低かったため，貧血を考慮して鉄の供給をはかっていると考えられる．

　2回目の術前に，本人へは癌の告知をされており"早くに見つかって良かった…"ととらえている様子であるが，現在は再発の不安をどうとらえているのか把握する必要はあるし，それに対応していかなければならないと思う．ただし，夫をはじめ，姉妹が毎日必ず面会に来るので，家族のサポートは充分にあり，家族の協力を含めて考えていくべきではないだろうか．自身は販売員という職業についていたからか，同部屋の人達へ積極的に話し，気さくな方だと思う．また回診の際には，病状についての質問をかなりしているので病気への理解はあるようで，前向きの姿勢がうかがえる．性格としては人とのつながりにおいて情が強い方で，ナースや医師にとても信頼をよせている．しかし何においても好き嫌いがはっきりしており，それを言葉で表現してくれるので，本人のペースに合わせることはできる．が，不安などはいっさい口に出さないので，今後間接的な訴え（痛みなど）をのがさずキャッチしていくことが大切だと思う．

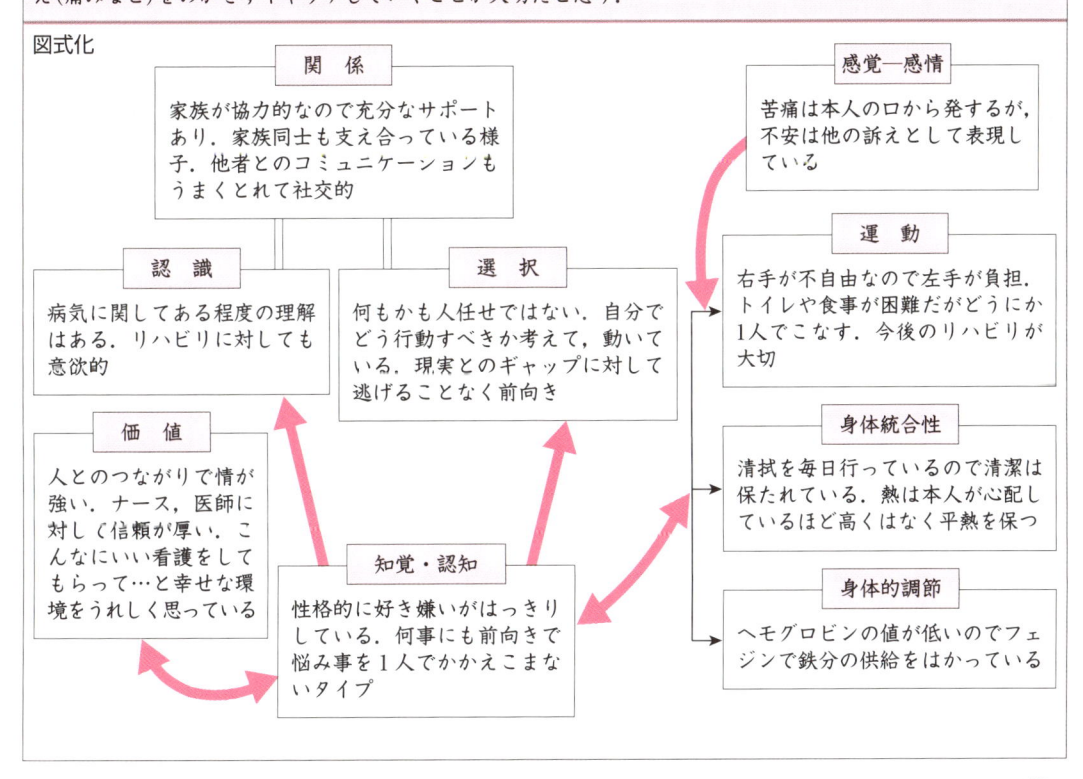

図式化

関係
家族が協力的なので充分なサポートあり．家族同士も支え合っている様子．他者とのコミュニケーションもうまくとれて社交的

感覚—感情
苦痛は本人の口から発するが，不安は他の訴えとして表現している

認識
病気に関してある程度の理解はある．リハビリに対しても意欲的

選択
何もかも人任せではない．自分でどう行動すべきか考えて，動いている．現実とのギャップに対して逃げることなく前向き

運動
右手が不自由なので左手が負担．トイレや食事が困難だがどうにか1人でこなす．今後のリハビリが大切

価値
人とのつながりで情が強い．ナース，医師に対して信頼が厚い．こんなにいい看護をしてもらって…と幸せな環境をうれしく思っている

知覚・認知
性格的に好き嫌いがはっきりしている．何事にも前向きで悩み事を1人でかかえこまないタイプ

身体統合性
清拭を毎日行っているので清潔は保たれている．熱は本人が心配しているほど高くはなく平熱を保つ

身体的調節
ヘモグロビンの値が低いのでフェジンで鉄分の供給をはかっている

第Ⅲ章　看護過程；実習指導の実際

のもと，学生が受け持ち患者と今後のことを話し合うような機会をもちながら考えていけるように指導することが効果的な場合もある．ただし，悪性疾患で受け持ち患者自身が予後について知らされていないような場合，意識障害があって意志疎通ができないような場合などは，目標設定が非常に難しいだろう．教員は目標設定が難しい患者を受け持っている学生に対しては適宜アドバイスをして，学生がどのように考えていけば良いのか困らないようにすることが大切である．

　学生が出くわす困難の次には，市販のマニュアル本などに掲載されているような部分をそのまま抜き出して目標設定をしているような場合である．このような場合には，それまでに学生が描いた全体像は全く考慮されておらず，疾患から見た内容，あるいは個別性が全く考慮されていない内容となってしまっている．教員は，学生が何も考えずにただ文献からそのままピックアップしていることに気づくことが大切である．そして，なぜ文献からそのまま抜き出すようなことを学生はしたのか，その理由について考えてみる必要がある．学生が迷った挙げ句の果て，このようなことをしてしまったのか，それなら，なぜ迷ったり困ったりしたのか，それはどの部分なのか，こういうことについて学生と面談などをして「思考のつまずき」について聞いてみる．そのうえで，全体像がしっかりと捉えられてる点を誉めながら，「1か月後のことを考えてみましょう．Aさん（受け持ち患者）は1か月後にどのような状態になっていることを望んでいるのかしら，また，医療者から見てAさんが1か月後にどのような状態になっていることを期待するのかしら，看護の視点を踏まえて考えてみましょう」と思考を促す指導を行うのである．

　学生が出くわす困難の3つ目には，受け持ち患者の身体的な側面のみが含まれる目標設定となっていることがあがる．たとえば「術後合併症を予防することができる」，「食事療法を守り，服薬することができる」などである．今までの指導にあたっても再三教員は，「看護的な視点で考えましょう」と方向付けをしているのであるが，看護的な視点ということの意味が本当に自分のものになっていない学生は，身体的な側面のみに着目して，その受け持ち患者の心理，社会的な側面や生活構造やライフプロセスの視点が抜けてしまっている．受け持ち患者その人を，どのような視点で捉えられているのかが重要である．人は常に心身一元論的な存在であり，病気を患い身体が病んでしまっても，そういう自分と闘っているのであり，ある社会的な地位や役割を担いながら生きているのであり，家族を持ち，老いのプロセスを歩んでいるのである．そういう，人を捉えられる視点が

2 臨地実習で看護過程をどう教えるか

目標設定でも生かされるように、教員は学生の、人を見る視点の広がりを指導していくのである。

さて、ケアプランの立案で学生が次に取り組むのは、健康問題に対する反応である。

②健康問題に対する反応に対する指導

先の目標設定で長期と短期の目標を学生は設定している。両方を考慮しながら健康問題に対する反応を考えるのには無理がある。なぜならば、目標を阻んでいるものが、健康問題に対する反応だとしているからである。長期の目標に向かうにあたって阻まれているものと、短期のそれとは、同じ受け持ち患者のことではあるが多少なりとも異なる。本来は長期的な展望にたって考えることが良いのだろうが、学生の場合はとりあえず、このあと取り組む看護介入計画や期待される結果が、実習期間中に評価の視点で使用できるようにということも含めて、短期目標との関係で健康問題に対する反応を考えるように指導する。

ある定められた時点で学生は、全体像を描き、短期目標を設定している。受け持ち患者が短期目標を目指していくにあたって、この全体像の中に、それを阻むようなものが含まれていると仮定する。そして、この阻むようなものと、なぜ阻まれているのかの両方が、健康問題に対する反応となるのだということを、学生に明確に指導する。もちろん演習で考え方については学習しているが、受け持ち患者についてどうなのかを考えることは学生にとっては難しいことである。学生が全体像をしっかりと捉えられていれば比較的容易に抽出されてくるだろうが、そうでない場合は困難をきたすことになる。そういう場合は学生と個人面談などを行い、学生が先の阻むものについてその受け持ち患者の場合ではどのように考えているのか、その思考のプロセスを聞きながら、要所要所でアドバイスすることになろう。

また、健康問題に対する反応は、いくつもあがってくるというよりは、看護介入計画を現実化するためにも、4個〜5個くらいが目安となるだろう。さらに優先度を考えて、優先度の高いものから順に挙げてみるように指導する。優先度の高い・低いの考え方の根底には、急性期にある患者であれば、おそらく生命の危険を防ぎ維持することに密接なものが優先度が高いものとなろう。慢性期にある患者の場合は、基本的にはセルフケアが期待されているのであるから、患者に可能なセルフケアの中でも、優先度の高いセルフケアに関する問題があがってくるだろう。患者に可能だと考えられるセルフケアを患者自身が行っていないような

第Ⅲ章　看護過程；実習指導の実際

場合は，それが優先されよう．「優先度を考えて挙げてみましょう」と指導しても，学生は優先度をどのように考えて良いのか路頭に迷っている場合もある．そういう場合はここに書いたような内容について学生が理解できるように，具体的な例を参照しながらアドバイスする必要がある．

　さて，健康問題に対する反応についても先の目標と同様の困難に学生は出くわすだろう．たとえば，相変わらずマニュアル本に頼り過ぎて考えていないような場合，身体的な側面のみに偏っているような場合などがある．目標設定で述べたような指導法で，個別性を踏まえた，現実的な内容の，健康問題に対する反応を抽出できるように指導する．

> ☆看護診断名で，健康問題に対する反応を表現するように指導している場合の指導
>
> 　健康問題に対する反応をNANDA看護診断名などで表現するように指導している学校もあるだろう．その場合に重要なポイントだけに触れておこう．
>
> 　健康問題に対する反応を看護診断名を使用して表現するように学生に指導している学校では，既に学内の講義で一定の看護診断に関する知識は教えていることだろう．たとえば，看護診断の歴史，看護診断分類法のNANDAを採用しているのであれば，NANDA看護診断の分類法であるタキソノミーⅠ，NANDAが採択している看護診断名の定義，各看護診断の診断指標及び関連因子などである．
>
> 　健康問題に対する反応の部分を看護診断名を使って表現すること，また，全体像から看護診断名を導き出していくにあたっては，その看護診断名が存在するということを示す徴候や行動など，診断指標をピックアップするということ，また看護診断名とした，健康問題に対する反応を引き起こしている原因に関連していると考えられる要因を，関連因子として抽出することが指導のポイントとしてあがる．つまり，看護診断名，診断指標，関連因子がセットとなり抽出される必要がある点を学生に理解しやすく指導することが必要である．
>
> 　学生が看護診断名を考えるにあたっては，NANDA分類法のすべてが見えていなければならず，全容の理解を促すこと，もちろん，タキソノミーⅠについての理解は必須であろう．そういう意味で，看護基礎教育の学生に看護診断を教えることはかなり困難を極めるのではないかと著者は考えている．中途半端に診断名だけを教えることに無理が伴うからである．教えるからには，看護カリキュラム全体に徹底的に盛り込まなければならない知識が膨大であ

2 臨地実習で看護過程をどう教えるか

> る．それを含めたうえで始めて実践に有用な形で手段として教えることが可能なのではないかと考えている．つまり，看護診断名として使用されている概念は，医学的な知識はもちろんのこと，心理学，社会学，そして文化人類学的な知識も含められている．これら概念の1つ1つについての基本的な理解，引いては概念を導いている理論を理解することも必要となる．そうなると，1つの科目の範疇ではとても対応できない．看護学のカリキュラムをどう構造化するかということも関係してくる．というようなことも考えると，看護診断を看護基礎教育に導入するにはそれなりの準備が必要となってくる．

さて，看護診断についての議論は本書の焦点ではないのでここらで終えて，ケアプラン立案の段階に移ることとしよう．

③期待される結果と看護介入計画に対する指導

上述の健康問題に対する反応の1つ1つに対して，看護介入計画と期待される結果を考える段階である．これでケアプランの立案は一応終えることになる．

看護介入計画とは，1つ1つの健康問題に対する反応に対して，どのような看護援助を，いつ，どこで，誰が，どのような手順で，なぜ行うのかを明確に文章表現した内容を指す．いっぽう，期待される結果とは，1つ1つの健康問題に対する反応に対して立案した看護介入計画を実際に行った結果として，どのような反応が患者に観察されるのかを明確に文章表現した内容を指す．いずれもできれば100字以内の文章で簡潔明瞭に表現することが大切である．臨床的に有用で無ければこれらは意味を持たない．有用であるということは，簡潔明瞭であり，誰が見ても，実施可能な内容である，ということも条件として必要となるからだ．

既に学生は演習でこれらを一通り学習しているので，これらが，具体的に挙げられること，個別性を反映させること，実現可能な内容であること，そして，期日を挙げて設定することなどについては理解していると思う．ただし，先にも述べたように実習に際して始めて取り組む場合は，これらについて教員は学生の理解度を確認しておく必要があろう．さらに教員は，健康問題に対する反応・看護介入計画・期待される結果の3者間に一貫性があることなど，ポイントを強調しておく必要もある．

学生は時間をかけてこれらの内容を考えてくるだろう．書かれた内容の1つ1つについて，教員はチェックして，そのうえで，具体性が乏しい内容は具体的に

第Ⅲ章　看護過程；実習指導の実際

書くように指導する．具体的に挙げられていないと，患者に観察できる反応・行動からこのあと評価をしていく場合に，評価もできなくなる．また，受け持ち患者の個別性が反映されずにマニュアル的な一般的な内容になっている場合には，学生自身が捉えた全体像に適合するような内容に修正するように方向づけを行う．また，設定された期日に無理があったり，期日が遅く設定しすぎていればなぜかを学生が考えられるように指導する．いっぽう，看護介入計画には学生の創意工夫が盛り込まれていることが望ましい．これについても単に一般的な内容ではなく，学生が独創的に考えた，学生ならではの発想で内容を考えてみるようにと激励することも，学生を奮い立たせる意味でも大切である．

とりわけ，看護介入計画や期待される結果を考えるうえで，臨床指導者やスタッフに臨床的な視点，意見をもらうことは学生にとって多くのヒントをもらえるチャンスである．教員は臨床指導者やスタッフとのあいだの橋渡しをする役割もある．学生が受け持ち患者のプライマリー・ナースと面談を持つことができるように，臨床指導者と話し合いをして調整してもらうことも重要なことである．

表33に学生が実際に書いたケアプラン立案事例を示した．

(9) ケアプラン立案を終えたら，それに基づいて受け持ち患者にケアを実施し，評価するよう方向づけをする

立案されたケアプランで終わってしまうわけではない．ここからが本当の意味での受け持ち患者に対する看護実践の始まりである．このことを学生に強く意識づけする役割も教員にはある．受け持ち患者に対してはケアプランが立案されていようといなかろうと，実際は毎日ケアを実施しているはずである．ケアプランが立案された後，基本的に異なるのは受け持ち患者の健康問題に対する反応に学生が意図的に関わることができるかどうかである．すなわち，健康問題に対する反応を解決するために計画された看護介入を実際に受け持ち患者に実施し，それによって，期待される結果を導けるかどうか，そして，ひいては短期目標や長期目標に患者が向かっていけるかどうかということを，意図的に行っていくことがこの段階に来て始めて取り組めることなのである．実施及び評価という看護過程の第5段階，第6段階は，看護過程の他の段階に対してフィードバックしていくためにも重要であることも学生に指導し，具体的にそれに取りかかれるように整えていく必要がある．

立案されたケアプランを受け持ち患者に実施するにあたっては，計画通り行かない場合もある．学生はそういう困難に出くわすことにもなる．教員はその日学

2 臨地実習で看護過程をどう教えるか

表33 ケアプラン用紙

【患者目標】
- 長期目標　(退院時をめどに)右腕が左腕と同じくらい機能し、家族のサポートを得ながら、不安に陥らない状態で社会復帰することができる。
- 短期目標　右腕の可動域を広げ、生活行動が無理なく、意欲をもって行えるようになる。
- 期間　(実習が終わるまで) 10/3

日常生活に支障なく送れるようになる。また再発の可能性を理解し、

月日	#	健康問題に対する反応	期待される結果	実施月日	看護介入計画
	#1	創部の腫脹、炎症、出血、疼痛などをおこす可能性がある。	○炎症、腫脹、出血、疼痛がみられない	9/18〜	①ガーゼ交換の際に、創部の様子をくわしく観察する。 →腫脹や炎症、出血、熱感をもっているかどうか。
				9/18〜	②バイタルサインを頻回に測る。その時に体温、また出血圧の変動(出血していると血圧が下がるので)、呼吸が苦しくないか注意を払い異常を早期に発見する
			○自分で気づくことができ、それを訴えることができる	9/18〜	③ドレーンのチェックをする。 イ、出血の量や性状 ロ、疼痛はドレーンがもとくなるため体位を動かす時はねじれたりしないよう気をつける ハ、ドレーン内に血液がたまらないよう流れをよくする→ミルキング
			○創部の安静を保つことができる	9/18〜	④本人が腫脹や炎症、疼痛を感じるようであればそれらを訴えてもらうように、こちらから声がけをするなどの環境をつくる
					⑤創部に外からショックを与えないよう安静にするよう指導する。 →右腕を胸に近づけさせる ・(起きあがる)際に介助する(横になる)

第Ⅲ章 看護過程；実習指導の実際

月日	#	健康問題に対する反応	期待される結果	実施月日	看護介入計画
	#2	創部の腫脹、出血、炎症、疼痛の術後(1回目の術後)と同じような状況になるのではないかという不安が生じる可能性がある。	○不安ということが言語化でき、また、それは身体的な訴えとして言語化することができる ○苦痛がやわらぐ ↓ 気分的に落ちつくことができる ○思いこみであることに気づける	9/18〜	①腫脹や疼痛などがあるときにはそれを訴えてもらえるよう、声がけをする。 ②①の訴えがある場合 イ. 楽な体位をとるように助言する ロ. 氷のうや体位で冷やす＝一番落ちつくので、その際、氷のうや氷枕を変えてほしいという訴える前にこちらから氷のとけ具合いを見てかえてみる →本人はこれや氷枕で安心してもらう（今の状態を知らせる（創部を見ることが出来ないので。） ハ. 創部の視診、触診をすることで、今の状態を知らせる（創部を見ることが出来ないので。） →はれていると思いこんでいる可能性もあるので。 二. 体温もしっかり報告する →たとえ熱がなくとも本人の希望があれば氷枕、氷のうをつくる。

2 臨地実習で看護過程をどう教えるか

月日	#	健康問題に対する反応	期待される結果	実施月日	看護介入計画
	#3	排尿、排便がスムーズに行えない可能性がある（・排尿であればカテーテルをつけていたこともあるので、・排便も摂取量の関係から）	○尿意を感じることができる ○排尿が困難なく行える	9/18 9/18	排尿において ・カテーテル抜去後、尿意があるかどうか頻回に声がけをする ・（尿意を感じたら）排尿がスムーズに行える環境をつくる ①ベッド上で行うかどうか ②トイレまで歩けるかどうか）たずねる ②の場合であればトイレまでの歩行の介助や、洋式を使うように促す。
			○便意を感じることができる ○排便を促せるような対処がとれる ○排便が困難なく行える	9/20	排便において ・少しでも便意が感じられたか声がけをする ・水分を多くとってもらう ・食事をきちんと取ってもらう（便がたまらない可能性もあるので） ・腹部のマッサージをしてもらう ・乳製品を多くとってもらう→牛乳、ヨーグルトetc ・腹部をあたためる ・（最悪の場合）は緩下剤など飲んでもらう ・落ち着いて排便できるよう環境を作る →本人は他人が使った便器を使うのをいやがっている。そこで、便座を減菌用のティシュできれいにする、ぬれタオルで拭くなど。
	#4	創部やドレーンの部位をはじめ全身の清潔を保てない可能性がある	○創部からの感染をおこさないようにする ○全身清拭をし、血液循環をよくして、むくみを防ぐ	9/18 9/18 9/20 9/19	①ガーゼ交換を毎日行う（医師の介助をする） ②全身清拭を行う →徐々に下半身のシャワーを行う ③洗髪を行う ④清拭後、寝衣交換、あるいは、全身にローションをぬる （皮フの乾燥をおさえるため、女性という思いがあるため）（いつまでも保ちたいという思いがあるため）

第Ⅲ章　看護過程；実習指導の実際

月日	#	健康問題に対する反応	期待される結果	実施月日	看護介入計画
	#5	右手をあまり動かすことが出来ず、生活する上で困難な場合がある	○左手が右手のかわりをすることができる ○不自由で困難なことを言語化できる ○どのようなリハビリを行なうのか理解し、意欲を持ちながら毎日続けることができる	9/18	①左手で右手の役割ができることがあれば、少しずつ左手で慣れてもらう ②どうしても左手でで不可能なことは訴えてもらい介助する ③右腕のリハビリを一緒に行う 　イ．これからのリハビリのプランを作成する 　ロ．本人のどの筋肉がおとろえているから、どのようなリハビリをしていくのか、そうすることで、右腕の挙上範囲はどうなるのか説明する 　ハ．右腕の挙上範囲を計り続け、本人に知らせることで励ます。 　ニ．リハビリをやる前と後はむしタオルで温める。また後にマッサージをすることでこりをほぐす。
	#6	退院へ向けて、右腕の管理、食事、リハビリなど、日常生活でどのように行なっていくのか理解できていない。また、今後出来ない可能性がある	○わからないことは指導を見ながらふり返ることができる ○なぜそうしなければならないのかにやらなければならないのか理解できる ○指導にそって実践することができる	10/2	1)退院後の不安をやわらげることを中心として退院指導を作成する。 2)なぜそういうふうになるのか、理由をつけながら説明し理解してもらう。質問があればそのつどしても答らう。 3)退院指導において以下のことを内容に含める 　イ)右腕の管理 　　2回目の手術でリンパ節をとっているので、細菌感染をしやすいことから、 　　→(ケガ、虫さされ、日焼けの注意) 　　(右腕をしめすぎないこと) 　　(浮腫がおこった時の対応) 　ロ)今後のリハビリについて 　ハ)食事について 　　→ヘモグロビン値がまだ少し低いので鉄分の多く含まれている食品の紹介 　ニ)不安に思っていることの解決法 　ホ)その他薬剤や入浴など

2 臨地実習で看護過程をどう教えるか

生が受け持ち患者にどのような看護介入計画を，どの健康問題に対する反応に対して，どのような期待される結果を評価指標として実施するのかを知っておくことが大切である．そのために，実習開始の朝の行動計画の発表の際に，具体的に問いかけをする．もちろん，臨床指導者と共に発表を聞き，アドバイスをする．「今日は受け持ち患者さんのどの健康問題に対する反応に対して，どのような介入を計画していますか」と問いかけをして，学生が意図的なケアを実施しようとしているのかどうか確認する．また，介入を実施する場合に，「どのようなことに注意して，ケアを行う予定ですか」と，具体的な方法・手順についても確認する．臨床指導者から，ケア実施に際しても注意事項を指導してもらう必要もある．計画した介入が実施できるかどうかについて，不安を持っている学生や安易に考えている学生など居るはずである．不安を持っている場合には，準備を確認したうえで，学生と一緒にケアに入りながら，学生が少しでも自信を持って臨めるような体制を教員がつくる必要もある．逆に安易に考えている学生には，方法や手順について具体的に説明してもらい，考えていることと現実のギャップに気づけるような指導が必要となろう．

ちょっと具体的な指導場面の例で考えてみよう．

脳神経外科においてS患者を受け持ったF学生が，「今日は，失禁が続いている患者に対して，排泄の自立を促すケアを考えています．尿意を感じたらナースコールを押してもらうように患者に指導します．」とその日計画してきたとする．立案されたケアプランにも，＃1排泄が自立していない，ということを挙げている．立案段階では未だ十分な介入計画があがっていなかったが，今日の実習が開始されてしまったとする．いっぽう，S患者は，昨日まで失禁が続き，ナースコールの指導を2週間程度病棟ナースたちが行っているにも関わらずいっこうに尿意があるときにナースコールを押してくることがないと仮定する．

学生が考えている介入計画に無理がある場合である．教員が「そんな無理なことをSさんに行えると思っているのですか」などと強い口調で言ってしまったら学生は萎縮してしまういっぽうである．学生はそれなりに一生懸命考えてその場に臨んでいるのである．こういう場合には，まず「あなたは，S患者の排泄の自立ということを，どのように考えているのでしょうか」と学生が捉えているS患者の全体像からこたえてもらう．学生は，確かに昨日までのS患者の状況を知っている．にもかかわらず，理想的な排泄の自立をS患者に立案してしまっている．排泄の自立と一言にいってもプロセスがあるということ，S患者が現在そのプロ

第Ⅲ章　看護過程；実習指導の実際

　セスのどのあたりに居るのかを考えた場合，S患者に期待する結果として，「尿意を感じたらナースコールを押す」ということが無理なことであることに気づけるはずである．教員は，「Sさんは尿意を感じたらどのような反応をしますか」と，学生が観察して把握しているだろうS患者の尿意を催した時の反応について考えてみるように促し，S患者が感じた尿意をどのように行動として表しているのかをヒントとして，看護介入計画や期待される結果を再度考えてみて，計画してみるようにアドバイスするのである．

　学生のケアプランが立案されてくるのは実習後半に近づいてくる頃である．その頃学生は受け持ち患者との関係を援助的な人間関係として発展させていることが多く，ケア実施にあたってもその発展させた関係があるからこそうまくケアが実践できるということに教員は出くわすこともあるのではないだろうか．そのような時は，そっと見守りながら激励をおくる．「患者さんと良い関係がつくられているようですね．患者さんもあなたのケアを喜んで受け入れている様子ですね」と誉めて，次のケア実施にあたっての活力を学生に提供することも重要であろう．病棟のスタッフたちも学生が受け持っている患者のケアを行っているわけであるが，実習中は学生がどのようなケアを実施する予定であるかを知って頂き，協力を得ることも必要である．また，学生が行ったケアの評価を伝え，実習が終わったあとも継続して学生が計画したケアが実施されていけるようにすることも必要なことである．もちろん，学生が患者に計画通りのケアを実施できず，そのまま実習が終わってしまうような場合もあろう．そういう場合であっても評価をきちんと行うように指導し，実習終了後のレポートで振り返り，なぜできなかったのかを反省してもらうよう指導する．

　さて，学生が実施したケアを評価するに際して，重要な指導のポイントは，学生が受け持ち患者に対して意図的なケアを実施している場面をどれくらいよく見えているのか，受け持ち患者の反応をどのくらい敏感に観察することができているのか，ということにある．これは先述した，患者との相互作用場面を記述すると述べてきた経過記録用紙に書いた内容と同じことを，特定の健康問題に対する反応に対して計画した介入を実施する場面を書くことから始まる．評価は客観的なデータに基づいて行うものであり，単に感想レベルではなく，計画した介入を学生が実施した場面を記述したものが重要なデータとなり，そのデータに基づいて出来る限り客観的に評価をしていくのである．この点を教員は具体的に指導する．

2 臨地実習で看護過程をどう教えるか

表34 評価の段階における「経過記録用紙」の使い方

月日	事実状況の記述	解釈・判断・推理，推論	ケアの評価及び思考過程の評価
	#○←健康問題に対する反応を特定する ・この欄に，立案したケアプランを受け持ち患者に実施している状況をリアルに記述する．その時に感じたことや考えたことも含めて良い	・左の欄に書いた内容を振り返りながら，観察された患者の反応より，{期待される結果}が導けたかどうか，評価の視点で記述する	・中欄に書いた評価を受けて，次へのケアプランの修正や，看護過程のすべての段階へのフィードバックを行う

　ケアプランの立案ができてきた頃になって，教員は学生に対して，「毎日書いている経過記録用紙に，これからは学生が計画した介入を行った場面を記述するようにしましょう．計画している介入は，ある特定の健康問題に対する反応に対して行うものですよね．何に対してどのような解決に向けて，何を期待される結果として行ったのかも含めて記述していきましょう．意図的にケアを行うという，まさにそのケア場面が客観的に記述されてはじめて評価ができるのです」と指導する．さらに教員は具体的に書き方を以下のように指導する．「経過記録用紙は，ここに示したように(表34)，左欄に実際のケア場面の事実状況を記述してみて下さい，出来る限り学生と患者さんのやりとりが見えるようにリアルに客観的に書けるように努力してみましょう．中欄には左欄に書いた内容を評価の視点でアセスメントしてみて下さい．そして，右欄は中欄の評価の結果を受けて，介入計画の修正や追加を行ったり，場合によってはアセスメントに戻る必要があったり，全体像を修正する必要があったりします．つまりフィードバックをするということになるのですよ」と説明する．

　ここまでたどり着くと，看護過程のすべての段階が一通り終わったことになる．しかし先述したように看護過程に終わりはないのである．常にフィードバックしており，患者は常に変化を遂げている．実習中，学生に終わりはないのであり，看護過程のすべての段階を見直しながらも，計画した介入を意図的に行い，そして評価し，というようにフィードバックを続けていくのである．結果的に，受け持ち患者にはどのような反応が実習の最終日に学生は観察できたのだろうか．患者はその後もずっと病気と闘いながら生活を続けていく存在であり，その患者に対してどれくらい役に立つ看護援助が行えたのか，患者の病みの軌跡のあるプロセスにかかわったということを理解しなければならないし，今後の患者の病みの

第Ⅲ章　看護過程；実習指導の実際

軌跡がどう変化していくのかを推測したり，援助者としての役割を今後も考え続けていかなければならないのだ，ということをしっかりと体験しておく必要がある．このような視点での教員のアドバイスは実習のしめくくりとして学生に伝えていくことが望まれよう．

3) 臨地実習では看護過程の指導だけではない

　病棟にひとたび入ればそこは学生にとってはおそらく戦場だろうと思う．今までの学生生活では体験したことのないような，おびただしい多様な人々と出会い，見知らぬ患者を，受け持ち患者として受け持ち，ケアを担当していくわけである．実験室で行うようなケアではなく，人為的要因が避けられない現実社会の中で，学習の一貫としてではあるが，看護過程という方法を使用して，受け持ち患者の看護を系統的に，効率的に実施していくのである．

　学生の中には，「家族や親戚以外の他人と接することは今まで無かった」と言い，なかなか受け持ち患者のベッドサイドに行けない．「先生，一緒に行って下さいますか」と実習初日の緊張は想像を超えている学生もある．ベッドサイドに行けず泣き出す者さえいる．

　しかしいっぽうで，これも想像を超えて人慣れしており，動じず淡々と人と接している者もいる．

　人と関係をもたない限り，ナースとしてその役割を発揮していくことはできない．しかしながら未だ青年期にある多くの学生はアイデンティティの危機を体験する発達段階にもあり，アイデンティティの確立にゆらいでもいる．自我の成熟度が，実習という1つの社会的場面では濃厚に，とりわけ人との関係において表れ出てくるものではないかと実習指導に携わっていながら感じる．この苦難の多い実習をスムーズに乗り越えることができなければ，看護過程の展開どころの話ではないだろう．実習では思考だけを育成するというのではなく，学生の人間としての成長にかかわるような部分に触れながら指導することになる．それはこの若い世代を指導しているわれわれ教員が学生の心理社会的な成長発達を敏感に感じながら，その部分も含めて指導していけるかどうかの力量が問われていることでもあろう．

　実習では学生はいろいろな問題に出くわすわけである．解決が見出せないようなもの，混乱して動揺している出来事，見たり聞いたりしているが意味がわからないようなもの，多様である．そこで，著者の担当しているレベルⅡ実習では，

2 臨地実習で看護過程をどう教えるか

実習中に臨床場面で学生が出くわすような問題をトピックスとして取り上げてもらい，学生一人一人がプレゼンテーション担当者となりグループ・ディスカッションする機会を設けている．3週間弱の実習期間中に，6名～7名の学生全員が担当するので，毎日1回の1時間程度のカンファレンスはそれをテーマにもつことにしている．たとえば，性的な行動が見られた受け持ち患者との対応の仕方について，感覚器系の障害を持った患者の心理を踏まえた対応について，がんの告知に関わる倫理的な問題について，大部屋と個室の患者の環境について，コミュニケーションがうまく取れない患者との意志疎通の方法について，などなど，学生が体験したものの中から選択してもらっている．もちろん，カンファレンスにかける前には教員や臨床指導者と適宜相談してもらい，プレゼンテーション資料の作成に臨んでもらい，グループ・ディスカッションに意義があることを目指している．このようなカンファレンスを通して，学生は他の学生の意見を聞く機会となり，あるいは考えを深めたり広げる機会をもてることともなり，結果として実習や今後の学生生活に生かせるような学びをしていると考える．

<文献リスト>

1) 日本赤十字看護大学実習要項2000年版
2) 日本赤十字看護大学学生便覧，2000年版
3) 日本赤十字看護大学・成人看護学実習指導要領，2000年版
4) 前掲1)，
5) 前掲3)，pp.1-2
6) 奥原秀盛他（1998年），臨地実習における看護学生の思考過程の明確化（第1報）．日本赤十字看護大学紀要．第12号．pp.9-19.
7) 坂口千鶴他（1998年），臨地実習における看護学生の思考過程の明確化（第2報）．日本赤十字看護大学紀要．第12号．pp.20-33.

巻末資料

看護援助学実習（レベルⅡ後半期）オリエンテーション資料（具体例）

担当教員名　○○○○

1. **実習期間**：平成　年　月　日（　）～　月　日（　）……3週間
　　　　　　　但し，病棟実習期間は，　月　日（　）～　月　日（　）
　　　　　　　　　　　　　　　　　　　　　　　　　……3週目の火曜日まで

2. **実習病棟**：消化器外科病棟

3. **実習指導者**：臨床指導者：○○××ナース，○○××ナース，○○××ナース
　　　　　　　　病棟婦長：○○××氏　　病棟係長：○○××氏

4. **受け持ち患者の選定**：学内における病棟別オリエンテーション後に，各自
　　　　　　　　　　　　受け持ち患者を決定する．

5. **行動計画の修正・発表・掲示**
　1）実習開始時間の10分程度前には病棟到着し，チャート・カーデックスあるいは患者から情報を収集し，〈実習目標〉，〈行動計画〉を修正する．
　2）8：10～8：20の間に「臨床指導者」に，前日までの状況と当日の〈実習目標〉，〈行動計画〉を発表し，アドバイスを受ける．
　3）アドバイスを参考に再度〈行動計画〉を修正し，8：30までに所定のボードに掲示する．

6. **行動計画の実施**
　1）ケアについては，受け持ち患者の「受け持ちナース」あるいは「臨床指導者」とよくコンタクトをとって行う．
　2）検査・処置等の予定がある場合には，時間的余裕を持って行動する．

巻末資料

7．記録・報告

1) 11：00～11：30の間に，臨床指導者に受け持ち患者に関する午前中の報告を行う．
2) 15：00までに，午後の報告・記録を済ませる
3) 記録はノートなどに下書きをした後「臨床指導者」の確認を受けてから記録する．その際「学生2年○○」とサインし，「臨床指導者」にサインを併記してもらう．自分が測定したバイタルサインズは，忘れずに〈体温表〉に記録し，欄外に「学生2年○○」とサインする．
4) 記録は原則としてナースステーションで行う．場所がない場合は，チャート持ち出しを「臨床指導者」あるいは「リーダーナース」に断ったうえで○○号室で行う．

8．提出物

提出物は，毎朝8：30までに所定のファイルに提出する．教員および臨床指導者のアドバイスを記載のうえ返却するので，毎日の実習終了時にファイルから

資料）病棟週間スケジュール

曜日	包帯交換	午前	午後
月	8：45～	手術日	手術日
火	9：45～	シーツ交換（○○～○○号室）	回診
水	8：45～	手術日	翌週月曜手術のオリエンテーション
木	9：00～	8：20～医師のカンファレンス	翌週水曜手術のオリエンテーション
金	10：30～	シーツ交換（○○～○○号室）	

＊毎週火・木・金の12：30～13：10に病棟ナースのカンファレンスが行われる．

資料）学生の一日のスケジュール（標準版）

時　間	内　容	内容（半日の場合）
7：50～ 8：00	行動計画の修正	行動計画の修正
8：10～ 8：30	行動計画の発表・掲示	行動計画の発表・掲示
8：30～11：00	行動計画の実施	行動計画の実施
11：00～11：30	報告（記録）	11：00～12：00　報告・記録
11：30～12：30	昼食・休憩＊	自己学習
12：30～14：00	行動計画の実施	
14：00～15：00	報告・記録	
15：00～16：00	カンファレンス	

＊自分の行動計画に基づいて，適宜1時間休憩をとる．その際，病棟を離れる旨を臨床指導者に必ず連絡すること．

各自持ち帰る．

9．カンファレンス
1）時間：原則として15：00～16：00
2）場所：○○号室（使用できない場合は学内で行う）
3）担当：司会は学生で決め，グループで自主的に運営する．
　　　　　当日の担当者は，「臨床指導者」への〈行動計画〉の発表時に，カンファレンスのテーマを発表する．資料は○部準備する．
※臨床講義：カンファレンスの時間を使用し，1回実施することができる．興味・関心のあることを学生間で話し合い，講師および講義内容を決めて教員に相談する．

10．全体像およびケアプランの発表
1）日時：○月○日（△），○月○日（△）の2日間；病棟ナースのカンファレンス時間を使用させてもらい行う．
2）場所：ナースステーション
3）担当：発表時間10分，質疑応答10分．一日につき3名発表する．
　　　　　司会，その他は学生で決めグループで自主的に運営する．発表者は参加者数を確認のうえ資料準備し，病棟側の分は当日の朝，臨床指導者に提出する．

11．ケース発表・反省会
1）日時：○月○日（△）9：30～11：30
2）場所：学内
3）担当：発表時間10分，質疑応答10分．司会は学生で決め，グループで自主的に運営する．各自，参加者数を確認のうえ資料を準備する．

12．面接
　○月○日（△）に，担当教員と1人20分～30分間の個別面接を行うので，時間調整しておくこと．その際，実習自己評価表を全て記載し持参する．

巻末資料

資料）3週間の実習スケジュール

月日（曜）	実習予定	備考
火	8：00～病棟オリエンテーション・受け持ち患者紹介 意図的情報収集 カンファレンス：受け持ち患者紹介	
水	意図的情報収集　　　　　　　　　　**午後：自己学習**	①経過記録用紙，②医学情報用紙 ③プロフィール用紙 ④アセスメント用紙　提出
木	意図的情報収集→分析的アセスメント プレゼンテーション①（13：30～14：30）	①②③④提出
金	分析的アセスメント→全体像の描写	①②③④提出
月	全体像の描写→ケアプラン立案 プレゼンテーション②（15：00～16：00）	⑤全体像　⑥ケアプラン ①②③④⑤⑥提出
火	病棟スタッフ全員参加のもと全体像・ケアプラン発表 　（3名）（12：30～13：30） ケアプランに基づくケア実施 プレゼンテーション③（15：00～16：00）	①②③④⑤⑥提出
水	ケアプランに基づくケア実施　　　　**（午後：自己学習）**	①②③④⑤⑥提出
木	病棟スタッフ全員参加のもと全体像・ケアプラン発表 　（3名）（12：30～13：30） ケアプランに基づくケア実施 プレゼンテーション④（15：00～16：00）	①②③④⑤⑥提出
金	ケアプランに基づくケア実施	①②③④⑤⑥提出
月	ケアプランに基づくケア実施 適宜ケアプランの評価・修正 プレゼンテーション⑤（15：00～16：00）	①②③④⑤⑥提出
火	ケアプランに基づくケア実施 適宜ケアプランの評価・修正 プレゼンテーション⑥（15：00～16：00）	①②③④⑤⑥提出
水	自己学習	
木	9：30～11：30　ケース発表・反省会	11：30～12：00 実習指導者・教員反省会
金	学生との個別面接 　（10：00～12：00，13：00～14：00）	

注）1週目の月曜日は祝日であったので含まれていない．
　　プレゼンテーション①～⑥とは，本文中のP.117に説明しているプレゼンテーションを学生6人が1人ずつ担当する．

巻末資料

13. **事前学習**　以下の項目について各自実習前に学習しておくこと．
　・消化器系の解剖生理
　・主な消化器系疾患の病態生理，検査
　・一般的な手術療法について
　・周手術期看護（全身麻酔下）について
　・基本的な看護技術について

14. **その他**
　遅刻・欠席する場合は，必ず本人が下記まで連絡すること．

連絡先電話番号	
病　院	××−××××−××××
大　学	××−××××−××××
教　員	××−××××−××××

―――――― MEMO ――――――

索引

Christensen 2
Health 31
NANDA 12, 106

あ
アセスメント 46
　—— とその結論 57
　—— 能力不足 15
　—— のガイドライン 53
　—— の結論 58
　—— の正解 46
　—— の枠組み 46
アルファロ 2
あるべき論 27
後追い（あとおい） 99

い
インフォームドコンセント 73
生きた学び 84
意識の拡大 33
意図的なかかわり 28, 29, 102
意欲 69

う
受け持ち患者の選定 73
運動のアセスメント 53

え
演習 7, 15, 18, 20

—— のタキソノミーⅠ 47
SOAP方式 72
well-being（安寧） 32

援助的人間関係 17, 66

お
オリエンテーション 71
　—— 資料 119
オレム 32
　—— の概念枠組み 10

か
カリスターロイ 8, 32
カンファレンス 73, 74
仮説 90
科学的な思考 66
科学的な思考の育成 17
解釈・判断・推理，推論 88
学生の個人作業 57
学生の思考過程 90
学生の全体像及びケアプラン発表 74
学生のレディネス 16
学生を受容的に見守る 83
学内オリエンテーション 69
考え方の工夫 16
考えるという作業 19
考える道具 4
看護アウトカム分類 3, 12

索引

看護援助学　64
看護過程　1
　── の位置づけ　5
　── の各段階の相互関係　1
　── の5段階　1
　── の授業構成　18
　── の6段階　5
　── を学習する前の学生のレディネス　17
看護介入計画　107
看護介入分類　3, 12
看護観　28
看護基礎教育　5
看護診断　7, 12, 107
　── の概念　12
　── 名　3
看護専門必修科目　5
看護的な視点　34
看護の科学化　8
看護の原点　22
看護のフィロソフィー　11, 27
看護のプロセス　1
看護の本質　5, 27, 28
看護の（めざす）ゴール　27, 30
看護方法　7
看護理論　7, 8
患者のリアリティ　16
関連因子　12

き
記録用紙　74
期待される結果　107
基本的な欲求　47
教員のコメント　90
教材　19, 34
共通言語の標準化　12

く
グループダイナミックス　68
グループ・ディスカッション　117
グループワーク　22

け
ケア実践の科学　7
ケアの効率性　2
ケアの評価　114
ケアプラン　66
　── 用紙　74
経過記録用紙　74
経験学習　15
健康　30
健康概念　30
健康障害　68
健康という概念の語源　30
健康という概念のルーツ　30
健康問題に対する反応　105

こ
コンピュータ　12
個別指導　57
個別面接　36, 69
講義　7, 15
行動計画用紙　74
5段階の関係　2
言葉かけ　29

さ
3週間の実習スケジュール　74

し
視覚的な教材　29
思考　19

索引

思考過程及びケアの自己評価　89
思考の訓練　18, 19
思考の構成要素　90
思考のツール　4
思考の積み重ね　27
思考を育てる　22
自我の成熟度　116
自己概念　51
自己学習　17, 69
事実状況の記述　87
事前学習　121
事例　34, 42
　──　検討　15
　──　のアセスメント　53
　──　の鉄則　34
疾患モデル　33
実習　7
実習開始時間と終了時間　72
実習記録　72
実習行動計画　72
実習事前準備　71
実習指導に関する打ち合わせ会　71
実習指導要領　66
実習遅刻　83
実習内容　68
実習の必要物品　83
実習の目的及び目標　65
実習報告　72
実習要項　66
実践理論　8
社会的な側面　47
情報　91
情報収集　36
心身一元論的　58
心理的な側面　47

身体的な側面　47
診断指標　12

す
スライド　28
図式化　58
頭脳労働　46

せ
セルフケア　10
　──　概念　32
生活援助技術　17
生活構造　58, 104
生活指導　70
生活者　16
生活体験　19
生活場面　18
世界保健機関　31
全体像　58
　──　の描写　57, 100
　──　描写用紙　74
全体論的　32, 33, 34, 37, 40, 47, 58, 66

そ
卒後教育　15

た
対象の個別性　4
大理論　8
短期目標　102
担当教員　70

ち
知的な作業　7
中間管理者研修　15

索引

中範囲理論　8
長期目標　102

て
データベース記録用紙　38
デカルト　31
適応概念　33

と
ドロセア―オレム　10
動機づけ　27, 70
疼痛　51

な
ナース―クライエント相互関係　3

に
人間的なケア　2
認識　51

ひ
ヒポクラテス　31
人を見る視点　105
病棟の構造と機能　83
病棟の中間管理者　71
病棟別オリエンテーション　70
病棟別オリエンテーションのガイドライン　74
病棟別ケース発表　69

ふ
フィードバック　108
　── システム　3
フィロソフィカルな講義　15
プレゼンテーション　117

不安　51
文献　38
文章表現　58
文脈　86
分析的アセスメント用紙　74
分析と統合　3
分類体系の構築　12
分類法　12
　── の枠組み　12

ほ
ボディイメージ　51

ま
マーガレット・ニューマン　10, 33
マーサー・ロジャーズ　10, 33

め
メモ帳　91

ら
ライフサイクル　66
ライフプロセス　58, 104

り
臨床指導者　70
臨床的なレンズ　56
臨地実習　63
　── の学年別進行　64
倫理的な問題　36

ろ
ロイ看護理論　8
論理的思考　15